Schüchtern, nervös, unsicher?

Sigrun Schmidt-Traub

Schüchtern, nervös, unsicher?

Ein Selbsthilfebuch für Jugendliche und junge Erwachsene

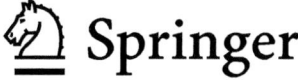 Springer

Sigrun Schmidt-Traub
Berlin, Deutschland

ISBN 978-3-662-63215-4   ISBN 978-3-662-63216-1   (eBook)
https://doi.org/10.1007/978-3-662-63216-1

Die Deutsche Nationalbibliothek verzeichnet diese Publikation in der Deutschen Nationalbibliografie;
detaillierte bibliografische Daten sind im Internet über http://dnb.d-nb.de abrufbar.

Planung: Monika Radecki

Fotonachweis Umschlag: © StockAdobe.com / fizkes (Symbolbild mit Fotomodellen)

Springer ist ein Imprint der eingetragenen Gesellschaft Springer-Verlag GmbH, DE und ist ein Teil von
Springer Nature.
Die Anschrift der Gesellschaft ist: Heidelberger Platz 3, 14197 Berlin, Germany

Vorwort

Dieses Buch richtet sich an jüngere Personen, die mit sozialen Ängsten zu kämpfen haben und sich davon befreien möchten, und an ihre Angehörigen und Freunde.

Schüchternheit, Nervosität und Unsicherheit in neuartigen, ungewohnten Situationen sind weit verbreitet und gelten als normal. Jeder kennt unangenehme Situationen, in denen er angespannt ist, sich unbeholfen vorkommt und nicht locker auftreten kann. Sozial ängstliche Personen sind immer wieder unsicher und gehemmt und befürchten, in ungewohnten Situationen peinlich aufzufallen, für seltsam oder inkompetent gehalten und abgelehnt zu werden. Eine soziale Angststörung (auch soziale Phobie genannt) liegt dann vor, wenn die Angst vor negativer Bewertung sehr ausgeprägt ist, Leidensdruck hervorruft und die Person beeinträchtigt.

Starke soziale Angst kommt bereits im Vorschulalter vor. Häufiger tritt sie aber mit Beginn der Pubertät und noch mehr im frühen Erwachsenenalter auf (übrigens vergleichbar oft bei Mädchen/Frauen und Jungen/Männern). Deshalb werden hier besonders Jugendliche und junge Erwachsene angesprochen. Die meisten, die es betrifft, haben übersteigerte Angst, fremde Personen anzusprechen, im Mittelpunkt der Aufmerksamkeit zu stehen, sich öffentlich zu äußern oder belanglose Gespräche wie Small Talk führen zu müssen: Sie könnten unangenehm auffallen und sich höllisch blamieren. Solche Peinlichkeiten vermeiden sie immer mehr, wodurch die soziale Angst zunimmt und sie bald vollkommen im Griff hat.

Viele sozial ängstliche Personen wurden bereits im Grundschulalter gehänselt, mussten beispielsweise erleben, wie andere sich über sie lustig gemacht haben, weil sie schüchtern oder im Umgang unbeholfen waren, schnell rot wurden oder stammelten. Seither fürchten sie sich davor, wieder so abgewertet zu werden. In der Pubertät nahmen diese Befürchtungen spürbar zu. Die Angst ist ihnen meistens nicht anzusehen, außer sie neigen bei ängstlicher Erregung zu besonders auffallenden körperlichen Reaktionen wie Zittern, Erröten oder Weinen. Sie werden oft als sehr zurückhaltend erlebt.

Das Angsterleben ist nicht alters- oder entwicklungsabhängig, sondern bei Jüngeren und Älteren sehr ähnlich. Warum dann ein Buch speziell für Jugendliche und Heranwachsende? Aus folgenden Gründen:

- An erster Stelle, um unsichere und ängstliche Jugendliche zu ermutigen, sich selbst zu helfen. Es werden ihnen Wege aufgezeigt, wie sie ihre soziale Angst kontrollieren lernen können.
- Viel zu oft wird *Angst* vor allem von *Jungen/Männern* als Zeichen für Schwäche gehalten. ‚Ängstlich sein heißt, mickrig sein‘, glauben erschreckend viele und haben richtige Vorurteile gegenüber Angst, schämen sich ihretwegen. Angst ist aber ein *lebenswichtiges Grundgefühl*.
- Der wichtigste Grund: *Unbehandelte Angst* ist ein *Risikofaktor für Depression*. Nach dem Children's Mental Health Report von 2018 (vom Child Mind Institute in New York) wird nur eines von 5 Kindern/Jugendlichen, die unter einer Angststörung leiden, behandelt. Bleibt eine Angststörung unbehandelt, folgen oft Traurigkeit und Verzweiflung. Manche sehen dann keinen Sinn mehr im Leben. Das ist erschreckend und rüttelt Angehörige und Freunde auf. Sie schalten

daraufhin einen Psychiater ein. Nur Der beachtet in der Regel nur die Depression, *die eigentlich primäre soziale Angst wird übersehen*. Sie bleibt und führt immer wieder zu depressiven Zuständen. Während depressive Episoden sich häufig von alleine legen, dauern soziale Ängste meistens lebenslang an, wenn sie nicht behandelt werden.

Das ist ein Jammer, denn soziale Angst lässt sich wirkungsvoll therapieren und oft auch – bei guter Motivation – in Selbsthilfe erfolgreich angehen. Die *Selbstbehandlung* ist das Hauptthema des Buches und baut auf den Grundlagen der Lernpsychologie und *kognitiven Verhaltenstherapie* auf.

Für den *interessierten Leser* werden alle Aspekte der sozialen Angst detailliert erörtert. Aber nicht alle Jugendlichen lesen gerne viel. Für den *ungeduldigen Leser* gibt es deshalb Kurzfassungen, einmal *grau untersetzte Stellen* mit wichtigen Informationen über Angst und zum anderen *mit Balken versehene* Zusammenfassungen oder Handlungsanleitungen.

Nach einem Vergleich von normaler und gestörter Angst (▶ Kap. 1) wird das Erscheinungsbild der sozialen Angststörung beschrieben (▶ Kap. 2). Anschließend werden die Entstehungsbedingungen der Angst aufgezeigt (▶ Kap. 3). In ▶ Kap. 4 ist die Selbstbehandlung der sozialen Angst das wesentliche Thema. Die dargestellten Vorgehensweisen sind in ihrer Wirkung wissenschaftlich überprüft. Begleitet werden sie von zahlreichen Übungsmöglichkeiten. Lebenspraktisch und alltagstauglich wird gezeigt, wie typische Angstsituationen bewältigt werden können – z. B. Fremde ansprechen, sich verabreden, Referate halten, in Cafés und auf Partys gehen.

Jugendliche und Heranwachsende möchten in der Therapie meistens mit „du" angesprochen werden. Dann mache ich das hier genauso. Um das Lesen zu erleichtern, schreibe ich meistens in der männlichen Form, angesprochen sind aber immer alle Leser – weibliche, männliche, diverse.

Dieses Buch zeigt dir, wie du mit Angst anders umgehen und dir das Leben erleichtern kannst.

Mein Dank gilt den vielen jungen Menschen, die ihre sozialen Ängste therapeutisch anzugehen bereit waren und viel von sich Preis gaben. Der 17-jährigen Zoe L. danke ich für die kritische Durchsicht des Manuskripts und die freundliche, besonders konstruktive Begleitung der Lektorin, Monika Radecki, und der Projektmanagerin, Hiltrud Wilbertz.

Sigrun Schmidt-Traub
Berlin, Deutschland

Inhaltsverzeichnis

Über die Autorin

Sigrun Schmidt-Traub
Dr. Sigrun Schmidt-Traub, Diplom-Psychologin und -Soziologin, Verhaltenstherapeutin für Kinder, Jugendliche und Erwachsene mit über Jahrzehnte langer Erfahrung in eigener Praxis (sigrun.schmidt-traub.de). Heute in der Aus- und Weiterbildung im Richtlinienverfahren Verhaltenstherapie als Dozentin und Supervisorin tätig. Verfasserin zahlreicher Selbsthilfe- und Lehrbücher zum Thema Angststörungen.

Wie unterscheiden sich normale und gestörte Ängste?

Inhaltsverzeichnis

© Der/die Autor(en), exklusiv lizenziert durch Springer-Verlag GmbH, DE, ein Teil von
Springer Nature 2021
S. Schmidt-Traub, *Schüchtern, nervös, unsicher?*, https://doi.org/10.1007/978-3-662-63216-1_1

1

In diesem Kapitel wird gezeigt, dass Angst ganz unterschiedlich ausgeprägt sein kann. Das Angsterleben ist ein Kontinuum und reicht von normaler leichter bis hin zu ganz heftiger Angst. Jeder kennt Angst, aber nicht jeder gibt es gerne zu. Erst ab einer bestimmten Intensität wird Angst zu einer Belastung, die verstören und das Leben beeinträchtigen kann.

Bei drohender Gefahr reagieren wir mit Angst. Das Angstgefühl ist ein *Warnsystem* mit beschützender, manchmal sogar lebensrettender Funktion. Angst bewahrt uns davor, Risiken einzugehen. Auf Anzeichen von Gefahr folgt eine *Stressreaktion* (*Sympathikus-Reaktion*): Blitzschnell und reflexartig setzen Stresshormone Kräfte frei, um Gefahr abwehren oder sich durch Flucht in Sicherheit bringen zu können.

Angst ist ein lebenswichtiges Grundgefühl

Eine Stress- oder Angstreaktion trimmt den Körper vorübergehend auf Höchstleistung: Die Atmung geht schneller, damit mehr Sauerstoff aufgenommen wird; das Herz schlägt höher, um den Blutdruck zu steigern und das Blut rasch in entfernte Muskelpartien zu bringen; durch Schwitzen wird die Muskulatur gekühlt, usw. Angst mobilisiert ungeahnte Kräfte und feuert die Person an, alles zu geben – zu kämpfen, weg zu laufen oder ganz reglos, möglichst unsichtbar zu verharren, bis die Gefahr vorüber ist. Danach legt sich die Stress- oder Angstreaktion wieder von ganz alleine.

Wir geraten auch in Angst, wenn wir *nur daran denken*, dass uns etwas gefährden könnte oder was uns an Herausforderung und Schmerzhaftem bevorsteht – eine Fahrprüfung, die erste Verabredung mit unserem Schwarm oder eine Wurzelbehandlung beim Zahnarzt.

Die bloße Vorstellung kann schon eine Stressreaktion auslösen und uns in ängstliche Erregung versetzen.

1.1   Sind scheues Verhalten und soziale Angst in milder Form nicht völlig normal?

Jeder will im Umgang mit seinen Mitmenschen einen halbwegs guten Eindruck machen und ernst genommen werden. In neuen, unbekannten Situationen sind viele zunächst ein wenig zurückhaltend: „Werden die mich mögen?", „Ist da jemand mit ähnlichen Interessen?"

Leichte soziale Angst ist eigentlich jedem vertraut. Scheue Menschen fühlen sich in neuen Situationen zunächst ein wenig unwohl. Anders als lebhafte, extrovertierte Menschen stehen sie nicht gerne im Mittelpunkt, gehen weniger aus sich heraus und wollen in der Öffentlichkeit nicht so gerne reden oder auffallen. Das ist noch keine soziale Angststörung.

▶ Beispiel

So gab der Sänger Tim Bendzko in einem Interview ganz unverhohlen zu, dass er „entspannt" auf der Konzertbühne singen kann, weil er eine „unsichtbare Barriere zum Publikum" spürt. Privat wäre für ihn aber „das Schlimmste überhaupt, eine Rede zu halten". ◀

Leichte Angst vor Versagen oder Missbilligung spornt viele an, sich mehr anzustrengen. Sie steigert ihre Leistungsfähigkeit. Dagegen schränkt starke Versagensangst die Konzentration, Aufnahmefähigkeit und Gedächtnisleistung ein – im Extremfall kommt es zur Blockade. Das ist dann wahrhaftig keine normale Angst mehr.

Leistungssituationen wie vor der Klasse oder einem größeren Publikum reden zu müssen machen vielen Menschen Angst, manche bekommen sogar richtiggehend „Lampenfieber". Stehen sie im Scheinwerferlicht, sind sie angespannt und befürchten, als merkwürdig oder linkisch aufzufallen. Beim Umgang mit Autoritätspersonen sind manche verhalten, unsicher oder sogar verängstigt: „Welchen Eindruck haben die bloß von mir?" **Versagensangst**

Soziale Angst ist sehr vielseitig und kann unterschiedlich intensiv sein. Sie hat vor allem damit zu tun, wie andere auf uns reagieren und uns bewerten. Lob hebt die meisten Menschen auf Wolke sieben, für manche ist es aber peinlich. Kritik ist kränkend und weckt die Sorge vor Ablehnung. Rutscht uns mal eine kritische Bemerkung über eine anwesende Person heraus, kann das ziemlich blamabel und beschämend sein. **Lob und Kritik können blamabel sein**

Oder es kommt zu einer Ungeschicklichkeit und wir geraten in eine *peinliche Situation* wie die folgende: Aus Versehen stoße ich ein Glas Orangensaft um. Der gelbe Saft drippelt meiner Nachbarin auf die helle Hose. Das ist mir höchst unangenehm. Ich entschuldige mich und helfe hektisch mit, den Schaden zu begrenzen. Oder ich werde vor größerem Publikum etwas relativ Simples gefragt, kann die Frage aber im Moment nicht beantworten, woraufhin ich mich bloßgestellt und blamiert fühle. **Peinliche Ungeschicklichkeiten**

Die meisten stecken ihre *Verlegenheit* gut weg, zucken vielleicht mit den Schultern und zerbrechen sich nicht weiter den Kopf darüber, was andere von ihnen denken. Solche Erfahrungen sind unangenehm, ja. Aber sie führen weder zu Ge- **Peinlichkeiten sind oft gar nicht so schlimm**

1

Blamables Aussehen

sichtsverlust noch zu einem Weltuntergang. Eine sozial ängst-liche Person würde sich aber entsetzlich blamiert fühlen, längere Zeit nervös reagieren und sich das wochen-, monate- oder sogar jahrelang vorhalten.

Manchen Leuten macht einiges an ihrem *äußeren Er-scheinungsbild* zu schaffen – unreine Haut, schütterer Bart-wuchs, piepsige Stimme, breite Hüften oder dicke Beine. Auf Blicke von anderen reagieren sie überaus empfindlich und be-fürchten, für Betrachter unattraktiv zu sein. Bei einigen fällt aber tatsächlich eine *körperliche Missbildung* auf, z. B. eine Gehbehinderung, Lähmung oder Lippen-Kiefer-Gaumen-spalte, die trotz Operation sichtbar ist und mit näselndem Sprechen einhergeht. Ihre Sorge, abgewertet zu werden, ist nachvollziehbar. Dennoch nimmt nur bei einem kleinen Teil von ihnen die Scham überhand.

1.2 Unbegründete Angst und Angststörungen

Bei wirklicher Gefahr (Erdrutsch, Raubüberfall, Hausbrand) ist die Bedrohung real und die aufkommende Angst *begründet*. Wird eine drohende Gefahr aber nur befürchtet, ist die auf-kommende Angst *unbegründet* (der Hund an der Leine auf der anderen Straßenseite *könnte* mich beißen, in der Klassenarbeit *könnte* ich eine Denkblockade bekommen und versagen). – Das unbegründete Angstgefühl ist vom Erleben her oft genauso ausgeprägt wie ein begründetes, obwohl das Ausmaß an Ge-fährdung sich ganz und gar von realer Angst unterscheidet.

Unbegründet ist z. B. eine Angst, die aufkommt, wenn je-mand nur
- aus dem geschlossenen Fenster eines höheren Stockwerks in die Tiefe schaut
- im Kino mitten in der Reihe sitzt und sich eingeengt fühlt
- versucht, mit einer Autoritätsperson ins Gespräch zu kom-men
- vorne an der Tafel oder dem Flipchart im Mittelpunkt der Aufmerksamkeit steht oder sich in der U-Bahn kritisch be-obachtet fühlt.

Eine *Angststörung* liegt dann vor, wenn jemand in über-triebener Weise immer wieder unbegründete Angst ohne wirkliche Gefahr erlebt und sich extrem unwohl fühlt. Die ängstliche Person wird durch so eine Angst in ihrer Lebens-führung mehr oder weniger eingeschränkt. Unterschieden wird zwischen *situations-abhängigen* Angststörungen (auch Phobien genannt) und *nicht situations-abhängigen* Ängsten.

Nicht selten hat jemand mehrere der folgenden Angststörungen:

- Manche haben Angst, sich von ihren Lieben oder von zu Hause zu trennen, weil Mutter, Vater, Geschwister, Partner oder sie selbst verunglücken, überfallen oder gekidnappt werden könnten. Sie haben eine *Trennungsangst*. Trennungsängstliche Menschen wollen nicht woanders übernachten, sich weiter von zu Hause entfernen, verreisen oder auf Klassenfahrt gehen, da sie starkes Heimweh bekommen und sich oft das Schlimmste für ihre Angehörigen ausmalen. Kleine trennungsängstliche Kinder weigern sich oft, ohne Mama im Kindergarten oder in der Schule zu bleiben. Häufig dauert es lange, bis sie sich eingewöhnen. | *Trennungsangst*

- Besonders verbreitet sind *einfache spezifische Phobien* – wie die Angst vor Spinnen, Hunden, Schlangen und anderen Tieren; weiten Plätzen, Höhen; engen Räumen wie Fahrstühle, Züge, Flugzeuge; Naturgewalten wie Gewitter oder medizinischen Anwendungen wie Spritzen, Narkosen oder Blutabnahme. Kleine Kinder haben vermehrt solche phobischen Ängste, aber sie kommen auch über die gesamte Lebenszeit vor. | *Spezifische Phobien*

- *Panikattacken:* Ab der Pubertät treten vermehrt Panikattacken auf, bei denen die Person mit heftiger Angst überflutet wird. Die wichtigsten 13 *Paniksymptome* sind: Herzklopfen, Schwitzen, Zittern, Kurzatmigkeit, Erstickungsgefühl, Druck in der Brust, Übelkeit, Schwindel, Kälte- oder Hitzegefühle, Kribbeln oder Taubheit, Gefühl der Unwirklichkeit oder sich von der eigenen Person losgelöst fühlen, Angst, verrückt zu werden, Angst, zu sterben. Gut zwei Drittel der Paniksymptome sind körperliche Beschwerden, weshalb viele befürchten, sie wären ernsthaft gesundheitlich gefährdet und müssten sofort zum Arzt oder ins Krankenhaus. In der Regel sind sie jedoch gesund. Ein Panikanfall dauert meistens 10 bis 20 Minuten, nicht länger als eine halbe Stunde. Danach fühlt sich die Person erschöpft. | *Heftige Angstanfälle*

- *Panikstörung:* Kommt es in einem Monat zu mehreren Panikattacken oder fürchtet sich die Person vor weiteren Angstanfällen, liegt eine Panikstörung vor. Sie gilt als situations-*un*abhängige Angststörung, weil 30 % der Panikattacken scheinbar grundlos – wie aus heiterem Himmel – auftreten. Die Mehrzahl der Panikanfälle tritt in bestimmten Situationen auf. Etwa die Hälfte der Personen mit einer sozialen Angststörung erleben leichte bis schwere Panikattacken. Während eines Panikanfalls meinen viele, sie wären lebensgefährlich erkrankt oder würden gleich durchzudrehen. Das passiert aber nicht: Panische Angst ist zwar höchst unangenehm, aber nicht gefährlich. Sie geht | *Panikstörung kann mit sozialer Angststörung einhergehen*

1

Angst vor weiten oder
engen Räumen

von alleine wieder zurück und hinterlässt lediglich ein Gefühl von Müdigkeit.

- *Agoraphobie:* Fürchtet sich jemand davor, in geschlossenen Räumen *eingeengt* zu sein (z. B. in Fahrstühlen, öffentlichen Verkehrsmitteln, Kinos, Restaurants) oder hat sie Angst vor *weiten* Plätzen mit oder ohne große Menschenansammlungen (weil er oder sie dort schon einmal in Panik geraten war), wird Agoraphobie diagnostiziert. Solche Situationen werden möglichst gemieden oder nur mit größter Überwindung ausgehalten. Panikstörung und Agoraphobie treten oft gemeinsam auf. Die meisten, gut 80 %, haben auch hierbei Angst, die Kontrolle über ihren Körper zu verlieren, ohnmächtig oder schwer krank zu werden und zu sterben. Eine kleinere Zahl befürchtet, verrückt zu werden.

Große Sorgenbereitschaft

- *Generalisierte Angststörung* ist neben der Panikstörung eine weitere situations-*un*abhängige Angststörung. Betroffene machen sich übertrieben *Sorgen* über schreckliche *Ereignisse in der Zukunft* – z. B. über Erkrankung von Familienmitgliedern, Scheidung der Eltern, eigenes Versagen in Schule und Berufsausbildung, finanzielle Not, Naturkatastrophen, Kriege oder Terroranschläge. Sie sorgen sich endlos über das eine oder andere Thema und entwickeln Katastrophenvorstellungen. Dabei sind sie oft stundenlang unruhig, ängstlich erregt, muskulär angespannt, unkonzentriert, reizbar und ermüden auch schneller. Ihre Zukunftsängste werden von pessimistischen Visionen und Bewertungen der Eltern, negativen Nachrichten in den Medien und von Influencern oder Verschwörungstheoretikern in Internet-Foren geschürt.

Traumatische Ängste

- *Posttraumatische Belastungsstörung*: Nach dem Erleben von schwerer körperlicher oder psychischer Verletzung durch tätliche oder sexuelle Gewalt, ebenso wie nach einem schweren Unfall mit Schwerverletzten oder Toten kann es zu einer Traumatisierung und PTBS kommen. Entweder wurden das schreckliche Ereignis oder mehrere *persönlich erlebt* oder bei jemand anderem beobachtet bzw. von ihm berichtet (*stellvertretendes Lernen*). Die Hauptbeschwerden bei PTBS sind (1) Wiederaufleben der schlimmen Erlebnisse im Traum oder in Flashbacks, (2) anhaltende, starke Erregung und (3) Rückzugs- und Vermeidungsverhalten. PTBS ist keine reine Angststörung, denn außer starker Angst treten öfters noch weitere Gefühle auf wie Traurigkeit, Wut, Schuldgefühle usw. (Die Behandlung einer ausgeprägten PTBS gehört in die Obhut eines Trauma-Therapeuten.)

Zwänge

- *Zwangsstörung*: Bei dieser Störung werden unangenehme Gefühle durch dranghafte negative Gedanken ausgelöst wie „Ich könnte mich infizieren und schwer erkranken".

Das ruft entsprechende negative Gefühle hervor. In den meisten Fällen ist unbegründete Angst das problematische Gefühl, manchmal auch Ekel oder Schuldgefühle, Aggressionen oder Traurigkeit. Zwangshandlungen wie übertriebenes Händewaschen, Kontrollieren, Ordnen oder Wiederholen (z. B. Zählern) dienen dazu, die Angst, dass etwas Schlimmes passiert, zu neutralisieren oder abzuschwächen.

> Oft treten mehrere psychische Störungen gemeinsam mit einer sozialen Angststörung auf. Meistens sind es weitere Angststörungen, aber häufig auch Depressionen.

- *Depressionen* gehen mit niedergeschlagener Stimmung und Traurigkeit sowie Interessen- und Freudlosigkeit über mindestens zwei Wochen einher. Es wird viel schwarzgesehen und nichts macht mehr so richtig Spaß. Hinzu kommen verminderter Antrieb und Lustlosigkeit, leichte Ermüdbarkeit und Konzentrationsschwierigkeiten, Nervosität und Reizbarkeit, Selbstwertprobleme und sozialer Rückzug. Manchmal verändert sich auch das Schlaf-, Ess- oder Trinkverhalten. Manche entwickeln Selbstmordgedanken. (In dem Fall sind Schutzvorkehrungen zu ihrer Sicherheit erforderlich – nicht alleine lassen, momentane Probleme besprechen, mit Medikamenten wie Antidepressiva vorsorgen, notfalls Klinikeinweisung.)

Die Welt erscheint grau in grau

- *Körperliche Erkrankungen, Auffälligkeiten oder Entstellungen* rufen immer wieder abwertende Reaktionen von anderen hervor. Das ist beschämend und begünstigt beim einen oder anderen soziale Angst. Zu den zahlreichen Auffälligkeiten und Beeinträchtigungen gehören starke Akne, Neurodermitis, Stammeln und Stottern, Übergewicht, manchmal auch Untergewicht, spastische Störungen oder Lähmungen, Haltungsprobleme aufgrund von Rücken- oder anderen körperlichen Schäden, Entstellungen infolge von Verbrennungen, Unfällen oder Geburtsschäden, usw.

Körperliche Besonderheiten

Die Dimension der Angst
Von Scheu bis beeinträchtigende soziale Angst: Leichte Unsicherheit, Scheu und soziale Ängstlichkeit ist vor allem in Leistungsgesellschaften weit verbreitet und gilt als normal. Manche sehen darin einen Lebensstil mit entsprechenden Einstellungen und Werten. Starke soziale Angst aber ist verstörend und übersteigert. Sie schränkt einen in der Lebensführung ein.

1

Keiner will Angst haben: Obwohl Angst ein lebenswichtiges Grundgefühl ist, das Menschen vor allen möglichen Gefahren schützt, hat sie einen schlechten Ruf. Vielen, insbesondere Jungen und Männern, gilt sie als Zeichen von Schwäche („Ich bin doch keine Memme"). Die meisten verbergen ihre Angst oder verleugnen sie komplett. Das kostet unnötig viel Kraft.

Angst und Geschlecht: Studien zeigen, dass *soziale* Angst bei Mädchen und Jungen ähnlich häufig vorkommt. Andere Angststörungen wie Trennungsangst, Panikstörung, Agoraphobie (Angst vor engen oder weiten Räumen, Verkehrsmitteln, Menschenmengen) und generalisierte Angststörung (erhöhte Sorgenbereitschaft) sind dafür öfter bei Mädchen und Frauen zu beobachten. Ob das teilweise an den überlieferten Geschlechtsrollen liegt, die uns anerzogen werden? Danach sollen Jungen aktiver, durchsetzungsfähiger und härter im Nehmen sein, Mädchen gehorsamer und angepasster. Anders als Jungen ,dürfen' sie ihre (Angst-)Gefühle jedoch offen zeigen und vor anderen weinen.

Soziale Angststörung

Inhaltsverzeichnis

© Der/die Autor(en), exklusiv lizenziert durch Springer-Verlag GmbH, DE, ein Teil von
Springer Nature 2021
S. Schmidt-Traub, *Schüchtern, nervös, unsicher?*, https://doi.org/10.1007/978-3-662-63216-1_2

2

In diesem Kapitel werden soziale Ängste genauer beschrieben mit besonderem Augenmerk auf die unterschiedlichen Ebenen eines Angstgefühls – die kognitive Ebene (Gedanken, Vorstellungen), die körperliche Ebene und schließlich die Verhaltens-Ebene (Flüchten, Kämpfen, Erstarren).

2.1 Erscheinungsbild

Sobald jemand so scheu und gehemmt ist, dass es ihm schwer fällt oder gar nicht gelingt, Kontakt aufzunehmen, im Mittelpunkt der Aufmerksamkeit zu stehen oder öffentlich aufzutreten, liegt offensichtlich eine soziale Angststörung vor. In solchen kritischen Situationen kommt häufig Angst auf, zu versagen, sich lächerlich zu machen oder abgewertet zu werden.

> ▶ **Beispiel**
>
> Jonas, 17 Jahre: „Ich gehe nicht gern auf Partys, weil ich da nur Beknacktes sage oder blockiert bin oder gar nicht reden kann. Referate in der Schule halten fällt mir auch sehr schwer, weil mich alle in der Klasse anstarren und von mir erwarten, dass ich was Oberschlaues sage" … „Für mich sind das Höllenqualen" ◀

Der Mensch ist seit jeher ein soziales Wesen, das in Gruppen lebt, in denen man vieles gemeinsam macht und sich aufeinander verlässt. Sozial ängstliche Personen scheuen sich davor, sich Gruppen anzuschließen. Sie rechnen damit, in weniger vertrauten Situationen ein schlechtes Bild abzugeben und von anderen für unfähig, peinlich oder langweilig gehalten zu werden.

Angst vor Blamage
  Manche fühlen sich extrem unwohl in kleineren Gruppen, andere vermehrt in größeren Gruppen – in der Schule, Berufsausbildung oder auf Partys. Besonders scheuen sie zurück vor Gesprächen mit Personen, die ihnen überlegen erscheinen, denn sie befürchten, sich daneben zu benehmen und peinlich oder nervig aufzufallen. Eine Reihe weiterer Personen schämt sich wegen sichtbarer körperlicher Angstsymptome, sei es Erröten, Schwitzen oder Zittern. Sie sind davon überzeugt, dass andere daran erkennen können, dass sie Angst haben.

Einige Personen fallen auf durch eine andere ethnische Zugehörigkeit, Hautfarbe oder Sprache, andere durch körperliche Verwachsungen, Lähmungen oder Narben. Nicht selten werden sie in der Schule oder in anderen öffentlichen Räumen gehänselt, verspottet, sozial diskriminiert, wenn nicht sogar unterdrückt. Studien zeigen, dass rassistische Stigmatisierung und Behindertenstress häufiger traumatisiert.

Der *Anspruch* von sozial ängstlichen Personen an das eigene Verhalten ist meistens überhöht. Ihren hohen Erwartungen können sie nur selten gerecht werden und sind deshalb oft unzufrieden mit sich. In peinlichen Situationen befürchten sie, mitten im Scheinwerferlicht zu stehen, wie auf einem heißen Stuhl zu sitzen und dabei negativ aufzufallen – etwa als ungeschickt, unfähig oder sonderbar. Oft bekommen sie einen kräftigen ‚Adrenalinschub‘. Adrenalin ist eines der Stresshormone, das Angst auslöst und steuert. Immer wiederkehrende oder ständige Angst ist beklemmend, hält sozial ängstliche Personen fest im Griff und schüchtert sie ein. Sie können dann in der Situation nur mühsam aus sich herausgehen.

Überhöhte Erwartungen

Häufig von sozial ängstlichen Personen genannte Angstsituationen

Kreuze an, in welchen du dich unsicher fühlst:

- Blickkontakt mit wenig vertrauten oder unbekannten Personen halten und sie anlächeln
- Sich einer fremden Gruppe anschließen und sich vorstellen
- Fremde Leute ansprechen, insbesondere jemanden des anderen Geschlechts
- Telefonieren, Anrufe beantworten – schaust du erst aufs Display, wer anruft, bevor du abnimmst?
- Auf einen Anrufbeantworter sprechen
- Wohnungstür öffnen, wenn es klingelt
- Alles, was du brauchst, selber einkaufen
- Reklamieren, weil die Ware schadhaft ist, oder etwas Gekauftes wieder zurückgeben
- Sich in Menschenmengen aufhalten – „Ich darf nicht auffallen"
- Bus-, U-Bahn-, S-Bahn fahren und beobachtet werden (die Leute könnten mich für hässlich, X- oder O-beinig, dick, versifft oder wie auch immer halten)
- Zu spät kommen und von allen angestarrt werden oder zu früh da sein und dann mit den Anwesenden ein Gespräch beginnen müssen
- Sich seines Körpers (z. B. zu breite Hüfte, rotes Gesicht) oder seines Stylings schämen
- Mit anderen Sport treiben
- In einem Club oder auf einer Party tanzen
- Selber Gastgeber einer Party sein
- Etwas umkippen oder mit dem Tablett in der Mensa stolpern
- Vor Publikum essen, trinken oder schreiben
- Zuschauen müssen bei einem Streit

2

- Beim Frisör sitzen, in den Spiegel schauen und den Blicken anderer begegnen
- Einen Vortrag halten, vorlesen oder auf einem Musikinstrument vorspielen
- Auf fremde Toiletten gehen (andere könnten z. B. dein Pinkeln hören)
- Wird dir bei starker Angst schlecht, schwitzt du, zitterst, errötest oder musst weinen?
- Könnte es sein, dass du – und nicht so sehr die anderen – dein allergrößter Kritiker bist?
- Anderes:

Manche haben nur vor einer einzigen oder vor zwei Situationen Angst, z. B. in Gruppen sprechen (vgl. Checkliste „Unangenehme soziale Situationen", ▶ Abschn. 4.1). Bei anderen schrillt die Angstsirene in vielen oder sogar allen sozialen Situationen und das schränkt sie im Alltag besonders viel ein.

Sichtbare Symptome der Angst

Körperliche Symptome der Angst

Angst vor öffentlichen Reden

Partner werden eingeengt

Das Angstgefühl wird als besonders unangenehm erlebt, wenn es mit *sichtbaren* körperlichen Symptomen wie Erröten, Zittern oder Schwitzen einhergeht.

Eine ganze Reihe von sozial ängstlichen Personen erlebt zudem mehr oder weniger dramatische körperliche Beschwerden wie Herzrasen, Schwindel und Atemnot (vgl. Sympathikus-Reaktion, S. 2). Einige wenige machen sich vor lauter Aufregung in die Hose oder bekommen Durchfall (▶ Abschn. 1.2). Sie befürchten immerzu *Blamage*, denn andere würden ihnen die Angst ansehen. Ein kleiner Teil sorgt sich zudem, *gesundheitlich gefährdet* zu sein und geht häufiger zum Arzt.

Vor lauter innerer Anspannung sind viele sozial ängstliche Personen verkrampft und einige verhalten sich ungeschickt. Oder sie nehmen sich zurück, weil sie befürchten, beim Sprechen Fehler zu machen. Viele *melden sich nicht im Unterricht*, weil sie befürchten, ausgelacht zu werden. Allein schon die Vorstellung, ein *Referat* zu *halten* oder in einem Assessment Center interviewt zu werden (mit Leistungs- und Persönlichkeitstests wird dort eine Personalauswahl vorbereitet), ruft panische Angst und Hilflosigkeit in ihnen hervor. „Wie trete ich am besten auf, soll ich mich klein und unauffällig machen? Die finden mich bestimmt ganz ätzend". Am Ende können sie sich nicht überwinden, weichen aus und sagen ab. Das schränkt sie in der Berufswahl erheblich ein.

Viele sozial ängstliche Personen tun sich *schwer, engere Freundschaften einzugehen*. Einige berichten, in Angst zu geraten, sobald sie spüren, dass eine neue Beziehung intensiver wird. Sie nehmen dann oft Reißaus und beenden die Beziehung Hals über Kopf unter einem fadenscheinigen Vorwand (aus Scham). Das irritiert natürlich den Partner, der das nicht nachvollziehen kann. Einige lassen sich nur auf eine Beziehung länger ein, wenn der Partner sich bereit erklärt, Unternehmungen mit ihnen nur zu zweit zu machen. So ein Vermeidungsverhalten wirkt erpresserisch und wird zur Belastung für die Beziehung, denn der Partner möchte ja auch gerne mit seinen Freunden ausgehen.

Oft wählen sozial ängstliche Personen einen Beruf, der mit Informatik und elektronischer Datenverarbeitung zu tun hat, weil dabei weniger Teamarbeit anfällt. Ein Nerd-Dasein erscheint ihnen das geringere Übel zu sein. Wenn es hart auf hart kommt, schieben einige die Berufsentscheidung jahrelang vor sich her und machen lange Zeit überhaupt nichts. Das hat Folgen: Sich dann wieder aufraffen ist unendlich mühsam und sie (und ihre Angehörigen) sind alles andere als glücklich darüber.

> Soziale Angst schränkt die Berufswahl ein

Sozial ängstlichen Personen fällt es oft schwer,

- zu antworten, wenn sie von weniger bekannten oder fremden Leuten angesprochen werden. Sie bleiben kurz angebunden, sprechen leise, meiden Blickkontakt, wenden sich ab oder halten Abstand. Mit der Zeit werden sie immer seltener angesprochen.
- locker zu plaudern. Sie ringen innerlich um Haltung, sind kurz angebunden, reden manchmal hölzern und gestelzt. Nicht selten werden sie für leicht überheblich gehalten. Mit vertrauten Personen, in deren Gegenwart sie sich sicher und entspannt fühlen, reden sie aber völlig normal.
- anderen zu vertrauen und Persönliches mitzuteilen, weil sie befürchten, negativ beurteilt zu werden. Auf manche wirken sie damit leicht *misstrauisch*.
- Einladungen anzunehmen. Sie sagen vieles ab und wundern sich, dass sie mit der Zeit nicht mehr eingeladen werden, und das macht sie traurig.
- immer freundlich zu bleiben. Da sie von vornherein mit Abwertung und Ablehnung rechnen, schalten sie den Abwehr-Modus ein, treten manchmal unfreundlich auf und vergreifen sich gelegentlich im Ton – als wollten sie sich vorauseilend verteidigen. Bei einigen kippt die Angst schon mal in Wut um und sie sind unverhältnismäßig gereizt, *ungehalten* bis feindselig, wenn ihnen etwas abgeschlagen wird – oder wenn sie kritisch beäugt werden.

2

> — positives Feedback anzunehmen. Werden sie gelobt, nimmt die Angst oft zu, weil sie befürchten, dass von ihnen nun immerzu solche guten Leistungen erwartet werden, und die zu erbringen trauen sie sich nicht zu.
> — die Angst auszuhalten oder herunterzufahren. Vielleicht ein Drittel der sozial ängstlichen Personen greift zu *Alkohol, Cannabis* oder anderen Drogen, um sich „künstlich" zu entspannen. Machen sie das regelmäßig, handeln sie sich auch noch Abhängigkeitsprobleme ein.

Depressive Verstimmungen sind häufig die Folge: Meistens betrübt soziale Angst auf Dauer. Sozial ängstliche Personen sind gehemmt und trauen sich nicht, die vielfältigen Möglichkeiten, die in ihnen stecken, auszuspielen. Sie sehen die Dinge einseitig negativ, resignieren schnell und weichen vor immer mehr aus. Das führt zu Vereinsamung, Antriebsschwäche, Stubenhockerei, Leistungsschwäche, geringem Selbstwertgefühl und schließlich zu depressiven Verstimmungen.

2.2 Die verschiedenen Ebenen des Angstgefühls

Drei Angstebenen

Ganz gleich, ob echte Gefahr besteht oder ob eine Gefahr nur vermutet wird und unbegründet ist, jedes Angstgefühl hat immer drei Ebenen oder Anteile, einen gedanklichen, einen körperlichen und einen Verhaltensanteil. Diese Anteile können unterschiedlich oder gleich stark ausgeprägt sein.

Kognitive Angstebene: Der *kognitive Anteil* der Angst besteht aus eher düsteren Gedanken, Vorstellungen und Erwartungen wie

- „Die sehen, wie aufgeregt ich bin und vor lauter Angst zittere"
- „Ich darf meine Angst auf keinen Fall zeigen, die halten mich sonst für einen Waschlappen"
- „Bei meinem Referat werde ich eine Lachnummer abgeben"
- „Sobald ich einen Fehler mache, werden sie sauer auf mich sein"
- „Die Leute finden mich langweilig (dumm, blöde, unattraktiv, dick, pickelig, komisch ....) und tratschen über mich"
- „Wenn mich jemand ablehnt, habe ich es verdient"
- „Ich bin ein Loser"

Solche Überzeugungen und Abwertungen sind völlig überzogen. Sie entsprechen nicht dem, was andere tatsächlich denken. Folglich sind sie unrealistisch. In Feedback-Gesprächen würde sich das herausstellen. Sozial ängstliche Personen werden von der Angst vor Zurückweisung und Ablehnung gesteuert (Erwartungsangst). Sie sind deshalb ständig auf der Hut und achten auf Anzeichen, die ihre negativen Erwartungen bestätigen. Vor, in und nach einer gefürchteten Situation ist ihre *Aufmerksamkeit auf die Angst fixiert*:

- *Vor* einem gefürchteten sozialen Ereignis werden sie von Erwartungsangst beherrscht. Einige schlafen deswegen sogar nächtelang schlecht. Infolge der gesteigerten Angstbereitschaft sind sie gehemmter und eckiger im Umgang. Das wiederum bestätigt sie in ihrer Erwartungsangst. Der ganze Ablauf ist wie eine sich selbst erfüllende Prophezeiung. Am liebsten möchten sie die Situation vermeiden.

  Erwartungsangst und Fluchtbereitschaft

- *Während* sie in einer Angstsituation sind, beobachten sie sich selbstkritisch und achten weniger auf das, was sich dort tut und worüber geredet wird.

  Fixierung auf das Angsterleben

- *Danach* denken sie endlos und wiederkäuend darüber nach, wie unvorteilhaft sie sich verhalten haben, selbst wenn sie eine gute Figur abgegeben haben. Damit vermiesen sie sich das ganze Erlebnis.

  Negative Nachbereitung der Angst

> Angst schränkt das Denken meistens nicht völlig ein, außer es kommt in einem Test oder bei einer mündlichen Prüfung zu Aussetzern oder zur Blockade. Ein *totaler* Blackout ist selten. Bei Angst fällt das Denken jedoch immer mehr oder weniger schwer.

Sozial ängstliche Personen reagieren vor allem darauf, wie sie und ihr Verhalten von anderen *bewertet* werden. Grundsätzlich glauben sie, dass andere sie für „merkwürdig, sonderbar, seltsam, eigenartig, blöd, dumm, bizarr oder unheimlich" halten. Danach gefragt, wie sie zu so einer negativen Einschätzung kommen, sagen viele, sie würden das am Gesichtsausdruck der Anwesenden erkennen. Studien zeigen tatsächlich, dass sozial ängstliche Personen fremde Gesichter negativer beurteilen als angstfreie Kontrollpersonen. Ferner geben sie an, von vornherein schon zu „wissen", dass andere ihnen die Angst ansehen und sie für einen „Loser" halten oder für „dumm und langweilig". Allein schon die Vorstellung davon ist demütigend für sie.

Hohe Kritikererwartung

2

Körperliche Angstebene: Angst hat zudem einen *körperlichen Anteil*. Mit dem Angstgefühl gehen auch physiologische Empfindungen einher, manche davon sind ganz schön heftig und rufen Unbehagen hervor. Zu den körperlichen Symptomen der (sozialen) Angst gehören (vgl. Paniksymptome, ▶ Abschn. 1.2):

- Herzrasen
- Atemlosigkeit, Kloßgefühl im Hals, Druck auf der Brust
- Schwindel, Benommenheit, Ohnmachtsgefühl
- Übelkeit, lautes Magengrummeln, Brechdurchfall
- Schwitzen an Händen, Stirn, Oberlippe, Rücken, unter den Achseln
- Erröten, rote Flecken am Hals
- Hitze- oder Kältegefühle
- Muskelverspannungen an Rücken, Armen, Beinen, Kopf, Nacken, Kehlkopf
- Zittern der Hände, Lippen, Stimme, wackelige Beine, Beben des gesamten Körpers
- Den Tränen nahe sein, Weinen
- Verschwommenes Sehen
- Taubheit und Kribbeln
- Mundtrockenheit

Mehr oder weniger körperliche Beteiligung

Schätzungsweise die Hälfte der sozial ängstlichen Personen erleben eine ganze Reihe solcher körperlichen Missempfindungen. Die übrigen registrieren nur wenige körperliche Beschwerden. Einige sind auf körperliche Angstsymptome wie Erröten, Zittern oder Schwitzen fixiert und fest davon überzeugt, dass andere das sofort mit Angst in Verbindung bringen („Wenn ich erröte, weiß jeder, dass ich ein Schisser bin").

Subjektive Einschätzung

Bei ängstlicher Erregung, einer Sympathikus-Reaktion (S.), entsteht ein körperlicher Aufruhr. Menschen mit ängstlich-scheuem Temperament (▶ Kap. 3) registrieren ihn besonders empfindsam und empfinden ihn als störend. Sie bewerten diese körperlichen Empfindungen besonders negativ und das heizt ihre Angst an. Entscheidend dabei ist immer die *subjektive* Einschätzung.

> Studien zeigen, dass die meisten sozial ängstlichen Personen in belastenden Situationen nicht heftiger erröten als angstfreie Kontrollpersonen. Nur ein kleiner Teil schwitzt, zittert oder errötet wirklich auffallend in beängstigenden Situationen. (Mit zunehmender Angstbewältigung lässt das übrigens deutlich nach.)

Verhaltensebene der Angst: Angst hat schließlich noch einen *Verhaltensanteil*. Die Reaktion auf Angst ist meistens *Vermeidungs- und Sicherheitsverhalten.* Hier einige Beispiele:

- Heftiger Drang, zu flüchten und wegzulaufen
- Nur in Begleitung der besten Freundin oder eines guten Kumpels ausgehen
- Einladungen oder Verabredungen mit einer Ausrede ausschlagen oder Telefonate vorzeitig beenden mit Entschuldigungen wie „Ich bin zu müde …", „krank", „beschäftigt", „muss mich um den Hund kümmern"
- Nichts Persönliches wie Gefühle in Gesprächen preis geben
- Häufiges Aufsuchen der Toilette oder nach draußen gehen, um sich zu beruhigen
- Sich unsichtbar machen, kein auffälliges Verhalten zeigen – leises, undeutliches Sprechen, Blickkontakt meiden; ständiges Beschäftigen mit dem Handy, um den Blicken der Leute auszuweichen
- Sehr früh und vor den anderen bei einer Veranstaltung auftauchen, um weniger beobachtet zu werden – oder ganz verspätet, um die Zeit nicht mit Small Talk überbrücken zu müssen
- Sich nicht melden und am mündlichen Unterricht beteiligen
- Referate übertrieben gründlich vorbereiten und sie Wort für Wort ablesen, um ja nicht den Faden zu verlieren
- Rückversicherungen bei Vertrauenspersonen einholen („Wie war ich?", „Was habe ich falsch gemacht?")
- Auf einer Party in der Küche eifrig mithelfen und Getränke servieren, um bloß keine Gespräche führen zu müssen
- Sich Make-up auflegen, einen Rollkragenpulli oder Schal tragen, um das Erröten oder rote Flecken am Hals zu verbergen
- Laufende Kontrolle von Frisur, Kleidung und Makeup, um mit perfektem Aussehen kritische Kommentare zu verhindern
- Kalte Speisen im Restaurant bestellen, sehr leichte Kleidung (auch im Winter) tragen, um Hitzegefühlen und Erröten vorzubeugen
- In der Öffentlichkeit sich auf die eigenen Hände setzen, sie verbergen oder das Trinkgefäß mit beiden Händen besonders fest halten, um das Zittern der Hände zu unterdrücken
- Sich so über das Blatt beugen, dass keiner beim Schreiben zuschauen kann
- Vor einem gefürchteten sozialen Ereignis Haschisch oder Alkohol zu sich nehmen oder zumindest eine Beruhigungspille für den Notfall dabei haben

2

Solche Ausweichmanöver wirken sich negativ auf den weiteren Verlauf der Angst aus, stärken und verfestigen sie.

Übersicht

Vermeidungsverhalten ist für sozial ängstliche Personen ein Schutz vor Abwertung und Ablehnung. Viele gehen erst gar nicht hin zu einer außerordentlichen Schulveranstaltung, Party oder Verabredung. Häufig sagen sie infolge starker Erwartungsangst kurz vorher ab. Oder sie flüchten aus der Situation, sobald Angst aufkommt („Mir ist übel, ich muss nach Hause").

Sicherheitsverhalten ist auch eine Art von Vermeidungsverhalten. Viele sichern sich ab, indem sie sich besonders aufbrezeln, mögliches Erröten mit Schminke überdecken, sich fluchtbereit in die Nähe eines Ausgangs setzen, erwünschtes Verhalten x mal vor dem Spiegel einstudieren, öfters zu einem Gesundheits-Check gehen oder Alkohol/Cannabis vor einer Veranstaltung konsumieren, um müheloser Small Talk machen zu können. (Alle wissen, Alkohol im Übermaß ist gefährlich, nicht nur weil am nächsten Tag der dicke Kater kommt, sondern weil regelmäßiger Konsum zu Abhängigkeit führt. Bei Jugendlichen geht das sehr viel schneller als bei Erwachsenen.)

Vermeiden verhindert die Korrektur falscher Fakten

Ängstliche Personen erleben Vermeidungs- und Sicherheitsverhalten als außerordentlich hilfreich, da die Angst sofort nachlässt. Ihr Vermeiden wird mit dem Rückgang der Angst ‚belohnt'. Also meiden sie immer mehr in der trügerischen Annahme, sie „kontrollieren" damit ihre Angst. Weit gefehlt! Die Angst geht immer nur für den Moment zurück. *Langfristig wird die Angst durch Vermeiden verfestigt.* Hauptgrund: Weil die ängstliche Person vor Angstsituationen ausweicht, werden ihre falschen Annahmen über angebliche Gefahren und Katastrophen (Abwertung, Häme, Rufmord) nicht überprüft und realistisch eingeschätzt. Die meisten sozial ängstlichen Personen rutschen in die *Vermeidungsfalle,* wodurch Angst aufrechterhalten und oft verschlimmert wird.

Vermeiden verhindert Selbstwirksamkeit

Vermeidungs- und Sicherheitsverhalten wirken schon ziemlich *verhängnisvoll*: Vermeidest du etwas aus Angst, erfährst du nicht, dass die von dir gefürchtete Situation lange nicht so entsetzlich peinlich wird, wie du sie dir ausgemalt hast. Du würdest sie höchst wahrscheinlich in den Griff bekommen. Steckst du deinen Kopf in den Sand und vermeidest, wirst du immer vorsichtiger und mutloser. Weil du keine anderen Erfahrungen machst und dich auch zu wenig im Umgang mit anderen übst, schwindet dein Zutrauen in die eigenen Fähigkeiten, solche Situationen zu meistern. Am Ende bleibst du scheu und verklemmt.

Vergleiche das mit der traurigen Karikatur eines ängstlichen Sängers, der unter wahnsinnigem Lampenfieber leidet. Schwarz gekleidet hockt er auf gering beleuchteter Bühne übers Klavier gebeugt mit Rücken zum Publikum und singt ins Mikrophon vor seiner Nase, ohne auch nur ein einziges Mal ins Publikum zu schauen.

Sozial ängstliche Personen richten ihr Leben nach der Angst aus und bleiben immer mehr in der häuslichen „Wohlfühl-Zone". Weil sie meinen, sie würden sich uncool verhalten und blamieren, verabreden sie sich immer weniger und treiben auch keinen Sport mehr mit anderen. Sie verschanzen sich hinter dem PC und beschränken ihre sozialen Kontakte zunehmend auf den virtuellen Bereich. Mit der Zeit macht sie das zu unglücklichen Einsiedlern. Im Extremfall wird die Schule verweigert.

Folge: Sozialer Rückzug bis zum Schulschwänzen

Schade, denn der Mensch ist doch ein soziales Wesen. Insgeheim sehnen sich sozial ängstliche Personen ja auch nach einem Leben mit attraktiven Begegnungen, gemeinsamen Unternehmungen und guten Freunden. Was sie in der Regel nicht erkennen: Ihr Vermeidungsverhalten wird ihnen öfter als Desinteresse an Kontakt und Austausch, wenn nicht sogar als Unzuverlässigkeit ausgelegt – nachdem sie häufiger wegen panischer Erwartungsangst kurz vorher abgesagt haben. Die Leute geben irgendwann auf, laden sie nicht mehr ein und wenden sich ab. Darin sehen sozial ängstliche Personen dann die Bestätigung dafür, dass sie uninteressant wirken und von anderen abgelehnt werden.

2.3 Das Zusammenspiel der drei Angstebenen im Teufelskreis der Angst

Alle *Angstebenen* stehen in *Wechselwirkung* miteinander, ganz egal, wodurch ängstliche Erregung ausgelöst wird – durch das Aufsuchen einer Angstsituation, körperliche Missempfindungen (Übelkeit, Herzrasen) oder durch den Gedanken an eine bevorstehende Angstsituation (Geburtstagsfeier). Die Erregung greift um sich und gerät in einen Angststrudel oder Teufelskreis der Angst.

► Beispiel

Melina, 16 Jahre, eine gut aussehende Jugendliche, kann Blicke von anderen nicht ertragen, insbesondere nicht von jungen Männern in Bussen und U-Bahnen, wenn sie ihr gegenüber sitzen: „Ich hasse es, angestarrt zu werden“. „Dann krieg ich Herzrasen und Schweißperlen auf der Stirn“ (◘ Abb. 2.1). ◄

Angst hört immer von alleine auf

Auch wenn Melina nicht flüchten, sondern die Angst in der Situation aushalten würde, ginge sie von ganz alleine wieder zurück, immer. Der Anstieg und das Abflauen der Angst bilden eine Kurve (◘ Abb. 2.2).

Dauer von Anstieg und Abflauen der Angst

Beim einen steigt die Angst ganz schnell binnen 30 Sekunden an, beim anderen sehr viel langsamer, innerhalb von Minuten. Achte darauf, wie schnell deine Angst zum Höhepunkt kommt – vielleicht nach 2 bis 5 Minuten oder später? Und wie schnell legt sie sich wieder? Nach 10 bis 20 Minuten – schneller oder langsamer? Die Dauer wird von Mal zu Mal ein wenig unterschiedlich sein, denn sie hängst auch von der Heftigkeit

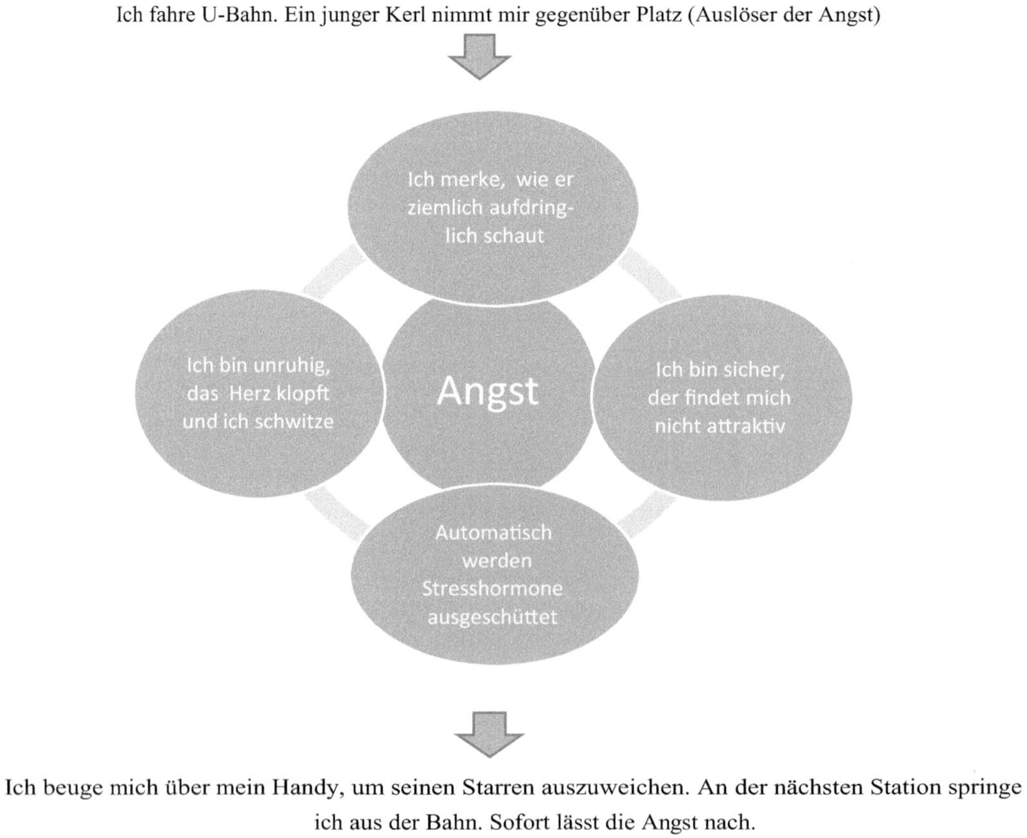
Ich fahre U-Bahn. Ein junger Kerl nimmt mir gegenüber Platz (Auslöser der Angst)
Ich merke, wie er ziemlich aufdringlich schaut
Ich bin sicher, der findet mich nicht attraktiv
Automatisch werden Stresshormone ausgeschüttet
Ich bin unruhig, das Herz klopft und ich schwitze
Angst
Ich beuge mich über mein Handy, um seinen Starren auszuweichen. An der nächsten Station springe ich aus der Bahn. Sofort lässt die Angst nach.

◘ **Abb. 2.1** Melinas Angst schaukelt sich in den Teufelskreis der Angst hoch

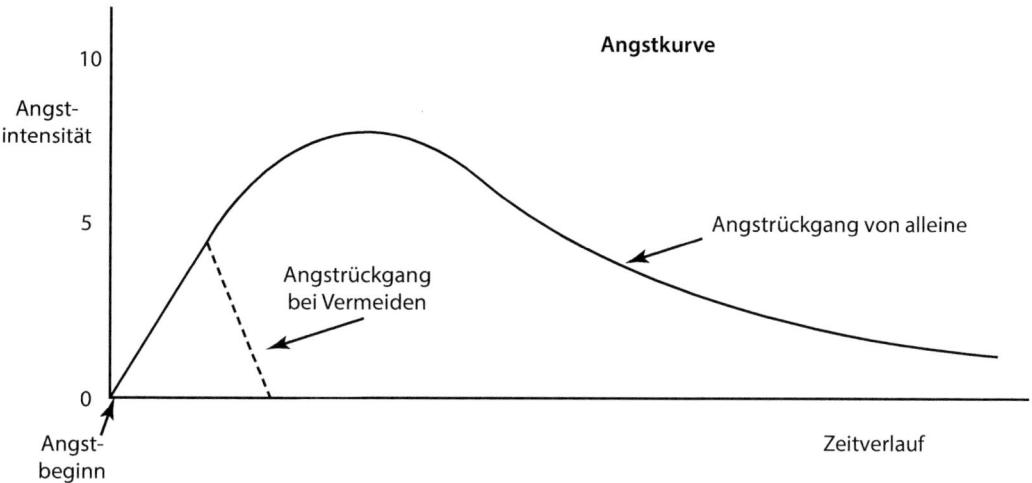

☐ Abb. 2.2 An- und Abstieg der Angst

der Angst ab. Wenn du bei beginnender Angst sofort in die Vermeidung gehst, verschwindet die Angst im Nu – aber eben nur kurzfristig wie erläutert und für den Preis einer *Stabilisierung der Angst*.

2.3.1 Konkretes Durchspielen zweier Angstverläufe – einer in naher, der andere in ferner Zukunft

(Gedankliche) Auslöser von Erwartungsangst können neben *spontan auftretenden* Ereignissen auch künftige, bereits *länger geplante* Auftritte oder gesellige Ereignisse sein. Nehmen wir die Angst vor einem Referat in vier Wochen und die Hochzeitsfeier eines Cousins in zehn Monaten.

Sobald du davon hörst, erschrickst du („Oh, nee!") und bist sofort davon überzeugt, dich beide Male unsterblich zu blamieren:

- „Bestimmt verhasple ich mich beim Referat", „Oh je, ich werde die Zeit nicht einhalten können", „Die merken mir die Angst an und halten mich für einen Stümper"
- „Die Gäste auf der Hochzeitsfeier werden mich und mein Aussehen für bescheuert halten und mich bemitleiden", „Keiner wird mit mir reden"

Erwartungsangst wird heftig

Vorher tritt Erwartungsangst über Wochen und Monate auf. Du machst dir Sorgen und steigerst dich in die düstere Vorstellung hinein, wirklich alles zu vergeigen: „Die halten mich

Pessimistisch vorausschauend oder lösungsorientiert?

2

für ‚panne‘, ‚verpeilt‘, ‚hässlich‘, ‚langweilig‘!". Immer wieder malst du dir aus, wie du dich ausgeliefert fühlst und die Situation nicht kontrollieren kannst. Der Kloß im Hals schwillt an, dein Herz schlägt hoch und du beginnst zu schwitzen. Wahrscheinlich hast du sogar schlaflose Nächte deswegen. Was tun? Willst du den Schwanz einziehen und vermeiden? Oder dir zumindest vorbeugend Schutzverhalten überlegen? Oder machst du dir einen genauen Plan, wie du beide Ereignisse am besten schaffen könntest?

Unaufmerksam im
Gespräch mit anderen

Ist es dann soweit, bist du **in der Angstsituation** höchst wahrscheinlich mit deiner Aufmerksamkeit vor allem bei dir und beobachtest dich kritisch: Zittern meine Hände? Erröte ich? Stehe ich nur dusselig herum? Ich bringe nur mit Mühe einzelne Worte hervor. Habe ich eben etwas Peinliches gesagt? Das ist ganz schön voreingenommen dir selber gegenüber, du belauerst dich, registrierst jeden Makel, z. B. Achselschweiß oder stockendes Sprechen, und verurteilst dich gnadenlos. Weil du mit deiner Aufmerksamkeit ganz bei dir bist, bekommst du viel zu wenig mit von der Unterhaltung und davon, wie die anderen miteinander umgehen. Vor lauter innerer Anspannung gelingt es dir nicht, dich cool und gelassen zu geben.

Kritische
Selbstaufmerksamkeit

Genau genommen macht dir die eigentliche Angstsituation weniger zu schaffen als dein Angst*gefühl*. Wie fast alle sozial ängstlichen Personen wirst auch du davon überzeugt sein, dass dir jedermann die Angst ansieht und dich für „labil", „unfähig" oder „unsympathisch" hält.

Wozu entschließt du dich? Wirst du aus der Situation flüchten, sobald die Angst unerträglich wird? Oder setzt du Sicherheitsstrategien ein und vermeidest damit teilweise? Oder stehst du das Ganze total verkrampft irgendwie durch?

- Das Referat lässt sich nicht umgehen, außer mit einer Krankmeldung (notfalls mit ärztlichem Attest). Weil du es später nachholen müsstest, lohnt sich das kaum, außer, du verhandelst mit dem Lehrer und bittest ihn, es schriftlich einreichen zu dürfen. Vielleicht bereitest du dich pingelig vor: Um auf Nummer sicher zu gehen, schreibst du den Text des Referats auf, liest ihn dann wortwörtlich ab, ohne zu den Hörern hinzuschauen. (Denen fällt es extrem schwer, deinem monotonen Ablesen zu folgen, weshalb viele abschalten werden.) Gelegentlich schluckt ein ängstlicher Referent vorher eine Beruhigungspille, nimmt Cannabis oder trinkt sich Mut an (Vermeidungsverhalten).
- Die Einladung zur Hochzeit würdest du am liebsten absagen. Möglicherweise versuchen deine Eltern und Geschwister, dich zur Teilnahme zu überreden. Du reagierst sauer, möchtest am liebsten in Ruhe gelassen werden. Vielleicht wirst du sogar laut. Ängstliche Erregung kann leicht in Wut umkippen.

Entscheidest du dich dann doch, mitzugehen, wirst du monatelang nach einer passenden Kleidung suchen, die dein Schwitzen und die roten Flecken am Hals verbirgt. Möglicherweise übst du sogar paar Floskeln ein für belanglose Gespräche mit Tischnachbarn. Vielleicht nimmst du dir aber auch vor, Theater zu spielen und besonders freundlich, witzig und geistreich aufzutreten. Solltest du es mit der Schauspielerei übertreiben, könntest du unnatürlich wirken und das macht dann doch keinen so guten Eindruck.

Kneifen oder Mut der Verzweiflung?

Im Nachhinein, wenn alles überstanden ist, bist du kurz erleichtert, die peinliche Situation endlich hinter dir zu haben. Vermutlich gehst du dann in Gedanken dein Verhalten in der erlebten Situation immer wieder kritisch durch. Wie ein Wiederkäuer. Selbstzweifel treiben dich dazu an. Rückblickend bewertest du dein Auftreten zunehmend negativer, egal wie geschickt du dich tatsächlich verhalten hast. Am Ende bist du felsenfest davon überzeugt, alles versemmelt und ein schlechtes Bild abgegeben zu haben. Solche pessimistischen Einschätzungen verstärken deine Angstbereitschaft.

Vollbracht und doch schlecht gemacht

> **Angst-Telegramm**
>
> Sozial ängstliche Menschen sehen als *Hauptproblem*, im Mittelpunkt der Aufmerksamkeit zu stehen und von Anwesenden für ‚langweilig‘, ‚dumm‘, ‚komisch‘ oder ‚nicht ganz dicht‘ gehalten zu werden. Negative Beurteilung ist Kern ihrer sozialen Angst. Sich Angst eingestehen („höö, ääh“) ist – vor allem für Jungen und Männer – sehr schwer, fast so schwer wie jemandem seine Liebe zu erklären.
>
> **Auslöser** für Angst sind 1. peinliche *Situationen* („Im Lokal zittert meine Hand, wenn ich die Suppe löffele“), 2. die *Vorstellung* einer bevorstehenden gefürchteten Situation („In Physik muss ich nächste Woche ein Experiment vorführen“) und 3. *körperliche Missempfindungen* wie Schwitzen, Zittern oder Erröten. Alle Auslöser werden sofort *negativ bewertet* („voll peinlich“) und das triggert Angst.
>
> **Angstebenen**: Jedes Angstgefühl hat eine körperliche, eine kognitive und eine Verhaltensebene. Sie beeinflussen sich wechselseitig. Egal, ob ein körperliche Missempfindung oder ein Angstgedanke ängstliche Erregung auslöst, sofort reagieren die anderen Ebenen mit und schaukeln die Erregung in den Teufelskreis der Angst hoch.
>
> **Körperliche Empfindungen** kommen bei allen intensiven Gefühlen auf – bei Wut, Freude, nicht nur bei Angst. Etwa die Hälfte der Menschen mit sozialen Ängsten erleben heftige Angstanfälle (Panikattacken), die mit Herzrasen, Schwindel, Übelkeit und Todesangst einhergehen. Einige suchen den

2

Arzt auf, der aber nichts findet. Außerdem wird ein Drittel von ihnen von *sichtbaren* körperlichen Symptomen beim Angsterleben gebeutelt, von *Zittern* der Hände, Beine, Stimme oder von *Erröten* oder von *Schwitzen* an Stirn, Oberlippe, Achseln oder Händen.

Angstkognitionen – gemeint sind Angstgedanken und Sorgen über negative Beurteilung („Ich mache mich lächerlich") – rufen Scham hervor. Sie sind aber *keine Tatsachen*: Die gefürchtete Katastrophe – Blamage, Rufmord – wütet *nur* im Kopf und macht dort viel Getöse. Zu Unrecht werden Angstgedanken als Beweis für reale Gefahr betrachtet. In Wirklichkeit sind es falsche Fakten und *Fehlinterpretationen*. Nur: In ihrer Not glaubt eine ängstliche Person daran.

Reaktionen auf Angst sind Verhaltensweisen wie Flüchten, Kämpfen oder Erstarren. Am liebsten möchte die ängstlich erregte Person flüchten und sich schützen. Vielleicht weicht sie vor Blicken aus oder tut nur so, als wäre sie ‚mega cool'. *Kurzfristig* geht auf *Vermeiden und Sicherheitsverhalten* hin die Angst für den Moment zurück. Weil das zu Erleichterung führt, macht die Person das nun immer häufiger. *Langfristig* nimmt die Angstbereitschaft jedoch dadurch zu. Der Drang nach Sicherheit und Schutz lässt die meisten den Rückzug antreten. Sie buddeln sich ein und reduzieren Kontakte fast nur noch auf den virtuellen Bereich, bekommen Bildschirmbräune und mutieren zu ‚introvertierten Nerds'. Weil sie vermeiden, haben sie kaum mehr Gelegenheit, ihre Fehleinschätzungen zu überprüfen und zu korrigieren. Dadurch lernen sie weniger soziale Fertigkeiten. Aber: Je mehr sie vermeiden, desto ängstlicher, einsamer und unglücklicher werden sie.

Was ist das für ein Leben? Wahrscheinlich hast du dich schon des Öfteren gefragt, was du alles wegen der Angst verpasst (hast) an Freundschaften, Partys, Dates, Verreisen ohne Eltern, bessere schulische Leistungen …. Frag dich lieber, welche Vorkehrungen du treffen könntest, um der Angst die Stirn zu bieten und ihr die rote Karte zu zeigen. Hol dir Hilfe oder *hilf dir selbst* (▶ Kap. 4).

Mal aus Spaß wieder verdreht überlegt: Wie füttere ich meine Angst, um sie zu erhalten?

— Ich muss mir vor jeder sozialen Herausforderung das Aller-Bedrohlichste, Katastrophalste, Horrormäßigste, Monströseste vorstellen und meine Erwartungsangst damit befeuern.

— Ich ziehe den Schwanz ein, stecke den Kopf in den Sand und gehe erst gar nicht hin. Ich kneife und vermeide, was ich nur kann. Damit enge ich meinen Bewegungsspielraum sehr schön ein und habe bald zu niemandem mehr Kontakt.

- Muss ich unbedingt irgendwo hin, z. B. zur Schule oder Uni, sichere ich mich total ab, halte das Handy im Anschlag, schaue niemanden an, zeige keinerlei Mimik und sage nur das Nötigste, am besten gar nichts.
- Bin ich aber gezwungen, etwas zu sagen, lasse ich mir die Würmer aus der Nase ziehen. Alle denken, ich würde mich null interessieren, wäre schrecklich langweilig oder sogar beschränkt. Ja, sie machen sich dann lustig über mich und lassen mich links liegen. Ich rede am besten leise und nuschelnd mit zittriger Stimme und stammle viel herum, damit sie meine Angst so richtig mitkriegen und mich als Angsthasen oder hilflosen Trottel betrachten. Ich kann aber auch eine Show abziehen und mich als Angeber aufplustern, damit sie mich für einen arroganten Klugscheißer halten.
- Auch bei der Kontaktaufnahme im Internet setze ich mir Hörner auf oder stelle mich auf peinliche Weise, völlig naiv oder unwissend dar, um mich der Lächerlichkeit Preis zu geben.
- Wenn ich am Ende kein Risiko mehr eingehe und gar nichts mehr unternehme, nicht einmal mehr alleine das Home Office verlasse, bin ich endlich soweit: Die Angst hat mich total im Griff und ist mein Manipulator und Diktator geworden.

Wie entsteht soziale Angst?

Inhaltsverzeichnis

© Der/die Autor(en), exklusiv lizenziert durch Springer-Verlag GmbH, DE, ein Teil von Springer Nature 2021
S. Schmidt-Traub, *Schüchtern, nervös, unsicher?*, https://doi.org/10.1007/978-3-662-63216-1_3

3

Bevor wir auf Selbsthilfemöglichkeiten eingehen, werfen wir in diesem Kapitel noch einen Blick auf die Entstehungsbedingungen der Angst. Menschen suchen immerzu nach Erklärungen. Sind wir mit unserem Denken und Verhalten eher das Ergebnis von Natur oder mehr von Kultur? Schwer zu sagen, sowohl als auch. Die Entstehung einer Angststörung ist kompliziert und vielschichtig: Beteiligt daran sind Vererbung, Lernen, soziale Modelle, Erziehung, negatives Denken sowie stressige Lebensbedingungen und Erlebnisse. Wir wissen inzwischen viel über diese einzelnen Aspekte. Dennoch können wir *nicht vorhersagen*, wer einmal eine Angststörung entwickeln wird und wer nicht.

3.1 Genetische Bereitschaft

Genetische Einflüsse

Mittlerweile sind ‚Angst-Gene' bekannt, die offensichtlich mit verantwortlich sind für die Empfindsamkeit gegenüber Umweltreizen und erhöhter Stressanfälligkeit. Traumatisierende Lebensereignisse und Umwelteinflüsse ebenso wie Gesundheitsmaßnahmen (Therapien, Selbsthilfe) können die Aktivität der Gene verändern (Stichworte für biologisch Interessierte zum Googeln: Epigenetik – DNA-Methylierung, Telomere, Cytosin). Es ist aber noch ungewiss, wie sie genau zur Entwicklung und Aufrechterhaltung einer Angststörung und ihrer wirkungsvollen Behandlung beitragen.

Angeborenes ängstlich-scheues Temperament

Menschen unterscheiden sich deutlich im *Temperament.* Unter einem Temperament wird der Verhaltensstil einer Person verstanden, wie sie agiert, reagiert und Gefühle, Stimmungen und Gedanken steuert. Temperament ist die angeborene Art, wie der Mensch seine Umwelt erlebt und darauf reagiert. Es ist wenig veränderbar über die Lebensspanne hinweg.

- Etwa 17 bis 20 % der Kinder eines Jahrgangs kommen mit einem *ängstlich-scheuen Temperament* zur Welt. Im Vergleich zu nicht-ängstlichen Kindern haben sie ein leicht reizbares Nervensystem und sind in neuartigen Situationen schreckhafter, sensibler, vorsichtiger und zurückhaltender. Das wissen wir aus Längsschnittstudien über mehrere Jahrzehnte und aus der Forschung über ein-eiige und zwei-eiige Zwillinge.
- Ein weiterer Teil der Kinder hat ein besonders lebhaftes, impulsives Temperament. Darunter sind risikofreudige Wagehälse, die unbekümmert auf andere zugehen und sich gerne in Abenteuer stürzen. Mal sind sie mitreißend, mal oppositionell, impulsiv und aggressiv.
- Die meisten Kinder haben ein eher ausgeglichenes Temperament, sind belastbar und alltagstüchtig.

Ängstliche Kinder haben ihr ängstlich-scheues Temperament meist von dem Elternteil, der ebenfalls scheu ist oder der eine Angst- und/oder depressive Störung hat (oder hatte). Das bedeutet aber noch lange nicht, dass ein ängstlich-scheues Kind zwangsläufig eine Angststörung entwickelt. Es hat nur ein erhöhtes Risiko für Angststörungen. Ob es dazu kommt, hängt von Umwelteinflüssen und Erfahrungen ab. Die Angstbereitschaft des Kindes kann durch feste Bindungen und eine ermutigende Erziehung zur Selbständigkeit vermindert werden. Macht die scheue Person jedoch peinliche, traumatisierende Erfahrungen, insbesondere mit Gleichaltrigen, kann es zu einer sozialen Angststörung kommen.

Temperament und Lebenserfahrung

Mit dem ängstlich-scheuen Temperament gehen *zwei Persönlichkeitseigenschaften* einher:

Verhaltenshemmung und Wahrnehmung von körperlichen Missempfindungen

- Sozial ängstliche Personen sind in neuartigen Situationen gehemmt und weichen gerne vor allem Neuen aus (*Verhaltenshemmung*). Werden sie genötigt, unbekannte Situationen oder Personen aufzusuchen, kommt vermehrt Angst auf, manchmal geraten sie sogar in verzweifelte Wut.
- Außerdem haben sie eine *erhöhte Angstsensibilität.* Sie registrieren körperliche Beschwerden besonders empfindsam und bewerten sie negativer als angstfreie Personen. Kommt ängstliche Erregung auf, nehmen sie körperliche Symptome stärker wahr und ihre Angst nimmt zu.

3.2 Neuropsychologische Erkenntnisse

Bildgebende Verfahren (wie funktionelle Magnetresonanztomographie – fMRT) machen das ‚*Angstnetzwerk im Gehirn*‘ sichtbar und zeigen, welche Hirnregionen bei sozialer Angst verstärkt in Erregung geraten, unter anderem

- die *Amygdala* (Mandelkern) im Limbischen System, zuständig für die Regulation von Gefühlen. Erhält die Amygdala bedrohliche Informationen, wird Angst und eine Flucht-oder-Kampf-Reaktion ausgelöst (Sympathikus-Reaktion, S. 2).
- der *Hippocampus* (Arbeitsspeicher und Schaltstelle für Kurz- und Langzeitgedächtnis), ebenfalls im Limbischen System, verantwortlich für das emotionale Gedächtnis. Er sorgt u. a. dafür, dass Angsterlebnisse bevorzugt erinnert werden.
- der *präfrontale Kortex* (Teil des Frontallappens der Großhirnrinde), in dem Gefühle und situationsangemessene Verhaltensweisen gesteuert werden.

3

Angstnetzwerk im Gehirn

Anhaltendes Angsterleben beeinflusst die Plastizität des Gehirns. Die Zahl der Verbindungs- und Übertragungsstellen von Nervenzellen (Dendriten und Synapsen) im *Angstnetzwerk* nimmt zu und die Dendriten werden sichtlich dicker. Einmal entstanden, geht dieses Angstnetzwerk nicht mehr ganz zurück. Durch Selbsthilfe oder Therapie kommt es aber zur *Hemmung* und zum Rückgang der Angst. Künftige belastende Erlebnisse oder Bedingungen könnten das Angstnetzwerk wieder aktivieren und es käme dann erneut zu Angsterleben (oder auch nicht).

Angst führt zu selektiver Wahrnehmung

Angesichts der Reizüberflutung, unter der wir leben, arbeitet unser *Gehirn* zum Glück ganz ökonomisch. Es sucht sich nur das zum Verarbeiten heraus (Selektion), was uns wichtig erscheint – bewusst und unbewusst. Obwohl uns viele Dinge entgehen, leben wir eigentlich ganz gut damit. Ängstlichscheue Menschen nehmen selektiv alles wahr, was mit Angst zu tun hat. Ihre subjektive Wahrnehmung ist auf Angstreize fixiert. Sie erinnern auch peinliche Ereignisse sehr viel genauer und länger als andere Erlebnisse. Im Grunde genommen sind sie, ohne es zu bemerken, ganz schön *voreingenommen*.

3.3 Lernen

Wovor jemand Angst hat, wird gelernt

Die Angstbereitschaft ist teilweise angeboren, Angst*inhalte* (das, wovor jemand Angst hat) werden jedoch gelernt. Somit sind auch Lernprozesse an der Entstehung von sozialer Angst beteiligt:

Elternvorbilder für Angst

Lernen am sozialen Modell: In den meisten Fällen hat wie erwähnt auch der Vater oder die Mutter (oder ein Großelternteil) eine erhöhte Angstbereitschaft. Da Angststörungen vermehrt bei Frauen vorkommen, ist es häufiger die Mutter. Sie (oder der Vater) lebt dem Kind ihr Angsterleben vor und ist ein wichtiges soziales Vorbild für Angst. Überwindet sie sich? Tritt sie besonders forsch auf, kneift sie oder fühlt sie sich hilflos ausgeliefert? Durch Modelllernen übernimmt das Kind meistens auch die innere Haltung dieses Elternteils und wie er/sie die Dinge im Leben bewertet. Haben die Eltern kaum Freunde und kommt nie oder selten jemand auf Besuch, wird dem ängstlichen Kind auch nicht vorgelebt, wie Freundschaften eingegangen und gepflegt werden.

Stellvertretendes Lernen

Beobachtungslernen: Negative Erfahrungen, die andere machen, können angstsensible Kinder/Jugendliche erschüttern, vereinzelt sogar traumatisieren. Nehmen wir an, eine scheue Person beobachtet ganz teilnahmsvoll, wie ein Angehöriger, guter Freund oder ein Star, den es besonders verehrt, öffentlich der Lächerlichkeit Preis gegeben und gedemütigt wird. Sie identifiziert sich mit dem Opfer und spürt dessen Angst, Verzweiflung und Hilflosigkeit. Es ist durchaus denkbar, dass sie seine Angst durch „*stellvertretendes Lernen*" übernimmt. Vielleicht hat sie einmal empathisch mit gelitten, als sich jemand auf einer Party übergeben musste und ihm das mit schonungslosen Kommentaren – wie „Iiih", „Ekelig", „Muss der sich hier auskotzen?" – quittiert wurde. Oder ein Lehrer hat einen Mitschüler nach einem Referat vor der ganzen Klasse zur Schnecke gemacht, woraufhin einige hämisch lachten. Seither hat die angstsensible Person, die dabei mit gelitten hat, nun ebenfalls panische Angst vor Referaten.

Lernen durch demütigende Erfahrung: Studien zeigen, dass scheue, gehemmte Kleinkinder ein bis zu siebenfach erhöhtes Risiko tragen, später eine soziale Angststörung zu entwickeln. Die Angst könnte irgendwann durch ein einziges höchst unangenehmes, traumatisierendes Erlebnis (oder mehrere) ausgelöst werden. Nehmen wir an, ein scheues, gehemmtes Kind wird in der Grundschulzeit von Mitschülern geärgert – ausgelacht beim Vorlesen vor der Klasse oder auf dem Schulhof drangsaliert. Für das Kind war es „Schikane", „Mobbing" oder „Bullying" pur – besonders demütigend und peinlich. Sozial ängstliche Kinder berichten häufig von solchen Erlebnissen. Sie sind für ihr weiteres Leben prägend.

Traumatisches Lernen

Cybermobbing: Mittlerweile ist Rufmord durch Mobbing in sozialen Netzwerken zu einem gesellschaftlichen Problem geworden. Studien zufolge verbringen Jugendliche 3–5 Stunden pro Tag im Internet. Gut 30 % haben online bereits Mobbing erlebt – ob aus Ablehnung oder aus Missgunst wegen super guter Schulleistungen, gutem Aussehen, erotischer Ausstrahlung. Oder nur weil der Täter/die Täterin selbst unsicher, aggressiv und neidisch ist, meint er, Schwächere angreifen und verletzen zu müssen, um sich selbst dabei überlegen zu fühlen. Unter den Opfern sind wahrscheinlich häufiger sozial ängstliche Jugendliche, die aus Sehnsucht nach Kontakten manchmal besonders zutraulich in den Chatrooms sind. Aus Unerfahrenheit im Kontaktieren fallen sie teilweise leichter auf fragwürdige, verlockende, trügerische ,Freundschaftsangebote' und „Influencer"-Botschaften herein. Oft müssen sie dann hilflos zusehen, wie ihre arglos geschriebenen Texte, Geheimnisse, Fotos und Videos veröffentlicht und der Lächerlichkeit Preis gegeben werden. Kriminelle ebenso wie geltungssüchtige Urheber oder Cyberstalker bleiben geschickt anonym. Gegenwärtig lösen virtuelle Mobbing-Erfahrungen zunehmend häufiger soziale Ängste aus.

Traumatisieren bei Online-Kontakten

3

Sichtbare Auffälligkeiten: Zu verunsichernden und verletzenden Kommentaren kommt es auch bei auffälligem Verhalten wie Stottern, Wortfindungsprobleme, Entscheidungsunsicherheit oder bei sichtbaren körperlichen Schwächen oder Missbildungen wie ungewöhnliche Aufmachung, rote Haare, Ungeschicklichkeiten beim Sport, Stolpern, Hinfallen, Erröten, Zittern, Humpeln oder Spastik. Oft werden Menschen aufgrund solcher belanglosen Äußerlichkeiten verspottet, diskriminiert und ausgegrenzt. Manche werden stigmatisiert, nur weil sie Ausländer sind oder eine dunklere Hautfarbe haben. Sensible Opfer solcher rassistischen Reaktionen fühlen sich gedemütigt und gebrandmarkt. Sie entwickeln Angst und fangen an, sich und das eigene Präsentieren stärker zu beobachten und immer mehr zu kritisieren. Aus Angst vor Abwertung und Ablehnung entwickeln sie Sicherheits- und Vermeidungsverhalten (leises Sprechen, möglichst unauffälliges Verhalten, Weglaufen, Absagen).

3.4 Erziehung, Familie und Freunde

Erziehung zu mehr Mut und Selbständigkeit

Eltern haben vieles in der Hand. Sie können mit warmherziger und ermutigender Erziehung helfen, die Hemmungen ihres ängstlich-scheuen Kindes zu überwinden und es beim Bewältigen von neuartigen Situationen zu unterstützen. So lernt es, Vertrauen in die eigene Person und in andere Menschen zu entwickeln. Ein Kind muss sich angenommen fühlen, auch wenn es gehemmt und schnell verzagt ist. Fördern Eltern bereits im Kleinkindalter das Zusammensein mit Gleichaltrigen, geht das Kind später leichter Freundschaften ein und behauptet sich besser in Schule und Beruf. Wie erwähnt lässt sich das Temperament des Kindes nicht grundlegend verändern. Um sein Selbstwertgefühl zu stärken, können Eltern aber seine Neigungen fördern, um sein Selbstwertgefühl zu stärken, und das Kind ermutigen, Herausforderungen anzunehmen. So wird es allmählich mutiger, belastbarer und selbstwirksamer. Einer Angststörung im späteren Leben kann damit vorgebeugt werden.

Beschützerinstinkte stärken Angst

Abhängigkeit von den Eltern: Der unsicher-ängstliche Elternteil wurde schon als wichtiges soziales Modell beschrieben. Er spiegelt dem ängstlichen Kind seine Angst. Umgekehrt spiegelt das Kind aber auch seine ängstliche Erregung dem Elternteil. Das löst bei Vater oder Mutter *Beschützerinstinkte* aus. Hat das Kind Angst vor einer Schulveranstaltung oder einer Geburtstagsfeier, wird der ängstliche Elternteil mit leiden und es womöglich zu Hause behalten, um ihm die Angst zu ersparen. Das Kind lernt dann nicht, solche unangenehmen

Situationen genauer zu erkunden, auszuhalten und sich darin zu behaupten. Es bleibt auch von den überbeschützenden Eltern länger abhängig als notwendig.

> **Wertvorstellungen und Kritik der Eltern**: Zahlreiche Eltern von scheuen Kindern üben *viel Kritik* am Leistungs- und Sozialverhalten des Kindes. Die meisten haben überhöhte Ansprüche. Bei schwacher Leistung reagieren sie enttäuscht und kritisieren. Manche strafen. Das Kind schämt sich, verinnerlicht die Kritik und übernimmt die Anspruchshaltung der Eltern. Mit der Zeit kritisiert es sich mindestens ebenso und entwickelt ein *negatives Selbstbild*. Studien belegen, dass viele sozial ängstliche Personen in ihrer Erziehung ein Übermaß an Kritik und Abwertung erfahren haben und besonders sensibel darauf reagieren. Untersuchungen zeigen auch, dass sozial ängstliche Personen häufiger kritisch-ablehnende Gesichter wahrnehmen als Gesichter mit entgegenkommendem, akzeptierendem Ausdruck. Tun sie das infolge ihrer hohen Kritikerwartung?

Geschwister, Mitschüler und Freunde werden von ängstlich-scheuen Kindern oft für beliebter und erfolgreicher gehalten und dafür beneidet („Warum kann ich nicht so sein?"). Meistens nehmen sie nicht zur Kenntnis, dass die von ihnen bewunderten Personen sich gelegentlich auch schwer tun. Ab und zu sind vor allem ältere ängstliche Geschwister zudem soziale Modelle.

Rivalisieren mit Geschwistern

3.5 Gesellschaftliche Erwartungen und Pubertät

Schon früh, mit etwa 6 Jahren, beginnen Kinder, eine kognitive und moralische Identität zu entwickeln, wie Studien zeigen. Aus moralischer Perspektive werden nun Menschen, Situationen und Erlebnisse beurteilt. Die Maßstäbe dazu kommen von außen. In Industriegesellschaften wird vom Einzelnen vor allem Unternehmungslust und Leistung gefordert – er soll strebsam, teamfähig und erfolgreich in Schule, Sport, Beruf usw. sein. Und dann soll er/sie auch noch die Leistung erbringen, gut auszusehen. Durchsetzungsstarkes Verhalten wird eher belohnt als übermäßig vorsichtiges Verhalten. Erwartungen wie diese setzen sozial ängstliche Personen unter Druck – besonders im *Jugendalter*.

Gesellschaftlicher Leistungsdruck

In dieser Entwicklungsphase verändern sich Körper und Psyche. Vermehrt werden engere Beziehungen zu Gleichaltrigen gesucht und soziale Rollen erprobt, um eine eigene

Schlechtes Abschneiden im Vergleich mit anderen

3

soziale Identität zu entwickeln. Wer bin ich, welche Werte sind mir besonders wichtig, wo will ich hin – beruflich, sexuell usw.? Jugendliche orientieren sich jetzt viel stärker an Freunden, lösen sich von den Eltern und suchen eigenständig nach schulischen und beruflichen Wegen. Für sie ist es nun ganz wichtig, wie sie auf andere wirken und wie sie eingeschätzt werden (*Fremdbild*). Ängstlich-scheue Jugendliche hadern mehr mit ihrer Darstellung nach außen und ihrem Aussehen (*negatives Selbstbild*). Sie kritisieren sich übertrieben und verteilen sich oft gnadenlos. In der Regel nehmen sie nicht zur Kenntnis, dass andere sie nicht oder nur wenig kritisieren. Fremd- und Selbstbild klaffen immer weiter auseinander.

Gefahren in sozialen Netzwerken

Rückzug in virtuelle Welten: Wen wundert es, dass soziale Ängste besonders im Jugendalter zunehmen, wenn gehemmte Jugendliche sozialen Herausforderungen ausweichen und sich immer mehr in die virtuelle Welt der Chat Rooms zurückziehen? Ganz sicher sind sie dort aber auch nicht, weil sie Opfer von Verunglimpfung, Häme und Abwertung werden können. Studien zufolge fühlen sich 41 % der Jugendlichen bei Internet-Begegnungen gemobbt, beschimpft bedrängt. Aus lauter Scham behalten viele solche peinlichen Erlebnisse für sich. Etwa ein Drittel der Eltern wissen nicht, dass ihre Kinder im Internet Mobbingerfahrungen gemacht haben. Im digitalen Raum gibt es noch keinen Jugendschutz wie in der analogen Welt. Der Kinder- und Jugendmedienschutz muss für Plattformen wie Facebook, Instagram, YouTube wie auch für die Messenger-Dienste WhatsApp, Signal usw. und Spiele-Plattformen dringend ausgebaut werden, um Kinder und Jugendliche vor Belästigung und Abzocke zu schützen.

> **Rückzug aus dem Alltag**: Beschränken sich sozial ängstliche Personen nur auf virtuelle Kontakte, üben sie sich zu wenig im sozialen Umgang und kommunizieren und kooperieren eher ungeschickt. In der Folge entstehen weniger tiefergehende oder intime Freundschaften. Sie *vereinsamen*. Um peinlichen Erlebnissen und „sozialem Stress" aus dem Weg zu gehen, verweigern einige die Schule und es droht ein vorzeitiger *Schulabbruch*. Glücklich werden sie so nicht.

3.6 Geschlechtsunterschiede

Wird Angst für ‚weiblich' gehalten?

Mädchen und Jungen quälen sich gleichermaßen mit sozialer Angst. Ängstliche Mädchen sind eher bereit, zu ihrer Angst zu stehen, und gehen auch häufiger in Therapie, während Jungen ihre Angst überwiegend verleugnen, weil sie cool wirken wollen. Wie lassen sich diese Geschlechtsunterschiede erklären? Eltern verstärken eher folgsames, risikofreies und angepasstes Verhalten bei ihren Töchtern. Trotz zahlreicher Gleichstellungsbemühungen trauen sich viele Mädchen immer noch wenig, öffentlich zu reden, sich bei Streitigkeiten zu wehren oder alleine auf Partys zu gehen. Wie Studien zeigen, scheuen viele Jungen davor zurück, Kleidung einzukaufen, Gekauftes zu reklamieren, Mädchen zu daten oder öffentliche Toiletten aufzusuchen. Um sich zu überwinden, greifen Jungen häufiger zu Alkohol oder Drogen, Mädchen mehr zu Medikamenten.

3.7 Stress

Unter belastenden Lebensereignissen wie Erkrankung eines Elternteils, Liebeskummer oder Wohnortwechsel nimmt Angst häufig zu. Egal, ob begründet (reale, echte Gefahr) oder nicht (Vorstellung von Gefahr), Angst ist ein Alarmsignal, das *Stresshormone* (Adrenalin, Noradrenalin, Cortisol) freisetzt. Sie lösen eine *Sympathikus-Reaktion* aus (S.). Angst ist so eine. Bei einer Sympathikus-Reaktion werden ungeheure Kräfte für Kampf- oder Fluchtverhalten mobilisiert. Ängstliche Personen interpretieren sie aber genau entgegengesetzt: Sie befürchten, Angst wäre eine Reaktion der Schwäche, bei der sie im Extremfall ein mickriges Bild abgeben und eventuell sogar ohnmächtig werden könnten.

Das, was als Belastung oder Stress erlebt wird, ist immer Auslegungssache und somit rein subjektiv. Was mich stresst, ist für andere unter Umständen nicht belastend. Bevorstehende Reisen können stressig sein, Prüfungen, körperliche Erkrankungen, schlechte Luft, Streit, usw. Selbst das *Angsterleben* ist ein Stressor: Sozial ängstliche Personen quälen sich mit der Vorstellung, andere sehen ihnen die Angst an und legen sie ihnen als Schwäche oder Versagen aus. Ihr Haupt-Stress dürfte die Angst davor sein, *im Mittelpunkt der Aufmerksamkeit zu stehen* und negativ zensiert zu werden.

> Stress wird individuell ganz unterschiedlich erlebt

Neben weiterem Stress wie Überforderung in der Schule oder Zicken-Krieg und Ausgrenzung im Freundeskreis spielt das *äußere Erscheinungsbild* oft eine überwertige Rolle. Viele sozial ängstliche Jugendliche sind überaus kritisch im Selbsturteil und lasten sich körperliche Mängel an (z. B. Akne, eine zu große Nase, zu dicke Beine, zu krauses Haar). Viele fixieren sich auf eine körperliche Schwäche und bewerten sie übertrieben negativ. Zudem sind sie davon überzeugt, dass andere

> Aussehen und maßlose Selbstkritik

ihr Äußeres genauso negativ bewerten wie sie (was in der Regel nicht zutrifft). Davon lassen sie sich nicht so ohne weiteres abbringen, sodass diese Neigung zur Selbstabwertung auch eine chronische Belastung ist.

3.8 Pessimistisches und perfektionistisches Denken

Vermittlung eines pessimistischem Weltbilds

Entscheidend für das Ausmaß und die Wucht einer Belastung ist also, in wie weit die stressige Situation *negativ bewertet* wird. Besonders *unklare und mehrdeutige Situationen* interpretieren sozial ängstliche Personen meistens einseitig negativ. Wie kommen sie nur dazu, derart zu negativieren? Die Eltern leben ihnen als soziale Modelle häufig eine von Grund auf pessimistische Einstellung zur Welt und zum Leben vor. Zudem haben viele in der Vergangenheit prägende negative Erfahrungen mit Bloßstellung gemacht.

Wertlosigkeitsgefühle

Angesichts einer sozialen Herausforderung – Einladung zu einem Vortrag oder einer Party – kommen bei sozial ängstlichen Personen „automatisch" Sorgen und abwertende Gedanken auf, die Angst und Wertlosigkeitsgefühle auslösen („Die schauen mich skeptisch an", „Niemand findet mich liebenswert"). Sie sind überzeugt, missbilligende Reaktionen von anderen zu bekommen. Ihre Voreingenommenheit grenzt schon an Aberglauben.

Streben nach Perfektionismus

Viele sozial ängstliche Personen meinen, nur dann akzeptiert zu werden, wenn sie ihren *hohen Ansprüchen* an sich gerecht werden. Sie setzen sich innerlich unter enormen Druck, nach Vollkommenheit zu streben, was natürlich nicht funktionieren kann („Ich muss immer tadellos aussehen", „Ich darf nicht langweilig sein"). Da sich ihre perfektionistischen Erwartungen und überhöhten Ansprüche nicht erfüllen lassen, sind sie von vornherein, geradezu zwangsläufig, zum ‚Scheitern' verurteilt und immer wieder enttäuscht von sich.

> **Angst-Telegramm**
> **Wie entsteht eine soziale Angststörung und was sind die Risikofaktoren?**
> – Es gibt eine *angeborene* Bereitschaft: Etwa ein Fünftel eines Jahrgangs kommt mit einem *ängstlich-scheuen Temperament* zur Welt. Dieses Temperament geht mit zwei Persönlichkeitseigenschaften einher, mit *Verhaltenshemmung* und mit einer besonderen *Antenne für körperliche Missempfindungen.*

- Auf dieser Grundlage kann sich, muss aber nicht, irgendwann im Leben eine *Angststörung* entwickeln. Das hängt von *Umwelteinflüssen* und traumatisierenden Erlebnissen ab. Dabei werden die *Inhalte* der Angst- wovor sie sich fürchten- *gelernt*. Einschneidend negative Mobbing-Erfahrungen wie entwürdigende Kritik, Shitstorms, Zurückweisung, Intrigen, Streit oder Unterwerfung können empfindsamen, wehrlosen Personen heftig zusetzen, wenn nicht sogar traumatisieren. Solche Erfahrungen lösen bei einigen von denen, die zu ängstlich-scheuem Erleben disponiert sind, vermehrt un- sicheres Verhalten und soziale Angst aus.
- Ist ein Elternteil ebenfalls ängstlich oder depressiv, über- nimmt ein scheues Kind besonders viel von ihm durch *Lernen am Modell*. Auch Stars und Idole aus Filmen und Romanen, die ihre Ängste öffentlich machen, sind manchmal *soziale Modelle*.
- Eltern und Freunde fühlen oft mit und wollen das ängstliche Kind *beschützen*. Häufig nehmen sie ihm zu vieles ab, um ihm das Leben zu erleichtern, und begleiten es viel in gefürchtete Situationen. Ihnen ist dabei nicht bewusst, dass sie mit ihrer Unterstützung des *Vermeidens* dazu beitragen, die Angst- bereitschaft des Kindes zu intensivieren und zu verfestigen. Außerdem wird es besonders abhängig von ihnen.
- Weil die ängstliche Person vor vielem ausweicht (sie sagt häu- fig ab, läuft weg, bleibt unauffällig im Hintergrund), erfährt sie auch nicht, dass die gefürchtete Situation viel weniger be- drohlich ist, als sie annimmt, und dass sie diese eigentlich be- wältigen könnte.
- *Negative Kognitionen* wie Schwarzmalen und Vorstellung des Allerschlimmsten lösen Angstgefühle aus. Angstgedanken be- günstigen die Angst und die damit einhergehenden Selbst- wertprobleme, sodass die sozial ängstliche Person allmählich ihren Kopf unter dem Arm trägt. Ihr düsteres Weltbild und *pessimistisches Denken* hat sie größtenteils von den Eltern übernommen, ebenso wie deren Anspruch, *perfekt* zu *sein*. Das programmiert sie geradezu auf ,Versagen'. Hinzu kommt noch der gesellschaftliche *Leistungsdruck*.
- *Chronischer* und *akuter Stress* (andauernde Streitigkeiten der Eltern, plötzlicher Verlust eines Angehörigen, Liebeskummer) steuert das Ganze und setzt die Person unter Druck. Die in- nere Anspannung kann Angst triggern. Anhaltende Be- lastungen lösen eine Angststörung aus, verschlimmern und stabilisieren sie.

3

Nochmals verdreht überlegt: Welche inneren Überzeugungen sichern die Angst?

- Meine Angst ist ja eh angeboren. Dagegen etwas unternehmen lohnt sich nicht.
- Meine Mutter (mein Vater) hat auch Angst und tut nichts dagegen, warum soll *ich* mich dann quälen? Die Mühe wäre eh für die Katz. Meine Schisserei behalte ich bis zum Sankt-Nimmerleins-Tag.
- Neulich hab ich es doch wieder versucht und mich in Mathe gemeldet. Das hat nichts gebracht, ich kam nicht dran. Außerdem hätte ich sowieso nur rumgestammelt und Blödsinn von mir gegeben. Die Klasse hätte vor Lachen gewiehert, die haben doch alle was gegen mich. Boah ey, bin ich vielleicht ein toller Hecht. Kein Plan. Nichts läuft.
- Um Himmels Willen, ich pessimistisch? Nein, ich bin verdammt dazu, ein Loser zu sein.

Mit dieser Sicht hast du dir einen riesen Bären aufgebunden, ehrlich!

Wie lässt sich soziale Angst überwinden?

Inhaltsverzeichnis

© Der/die Autor(en), exklusiv lizenziert durch Springer-Verlag GmbH, DE, ein Teil von Springer Nature 2021
S. Schmidt-Traub, *Schüchtern, nervös, unsicher?*, https://doi.org/10.1007/978-3-662-63216-1_4

4

Thema dieses Kapitels ist *Selbsthilfe* bei der Bewältigung von sozialer Angst. Therapeutisch kannst du auf allen Ebenen des Angstgefühls ansetzen – an den Angstgedanken, der körperlichen Erregung und am Vermeidungs- und Schutzverhalten. Die einzelnen Vorgehensweisen werden nun abschnittsweise vorgestellt, sind aber parallel zueinander durchzuführen.

> **► Geh vor wie folgt:**

- Zunächst nimmst du deine Angst genauer unter die Lupe – ► Abschn. 4.1.
- Dann übst du, Bedrohungslagen realistischer einzuschätzen. Begib dich auf Entdeckungsjagd und suche nach Angst provozierenden Gedanken, formuliere sie neu und wirklichkeitsnäher – ► Abschn. 4.2.
- Suche alle Angstsituationen auf und konfrontiere dich immer wieder mit der Angst, bis du nichts mehr vermeidest und bis die Angst erheblich abgeschwächt oder ganz weg ist. Konfrontation ist der entscheidende Schritt zum Ausbremsen der Angst – ► Abschn. 4.3.
- Dein gehemmtes Verhalten überwindest du mit Verbesserung des Kommunikationsverhaltens und der Selbstbehauptung – ► Abschn. 4.4.
- Rühr dich. Gesundheitsverhalten wie Sport und Entspannung stärken Leib und Seele. Indirekt schwächt du damit auch die Angstbereitschaft – ► Abschn. 4.5. ◄

Unter starker Belastung kommt bei ängstlich-scheuen Personen leichter Angst auf (Ehekrise der Eltern, Verlust einer Vertrauensperson, verletzende Bemerkung eines Mitschülers). Menschen reagieren ganz unterschiedlich auf Stress – mit Magen-Darm-Beschwerden, Rückenschmerzen, Migräne oder aber mit Unruhe und ängstlicher Erregung. Gehörst du zu denen, die unter Stress nervös und ängstlich werden? Wenn ja, wird das in dir angelegt sein, du reagierst wahrscheinlich ein Leben lang auf starken Stress. Jeder zeigt bei Belastung immer wieder *die* Stressreaktion, zu der er disponiert ist – entweder Angst, Gereiztheit oder Magenschleimhautentzündung, Hautekzeme, Asthmaanfälle oder Migräne, um nur einige Beispiele zu nennen.

Du kannst lernen, Stressreaktionen wie Angst unter Kontrolle zu bringen. Um soziale Ängste zu überwinden, gibt es folgende wissenschaftlich erprobte Möglichkeiten: *„Kognitive Therapie"* entschärft Katastrophen-Vorstellungen. Mit einem Aufmerksamkeitstraining gewinnst du Abstand zu allen Anzeichen der Angst. Mit *Konfrontationsübungen*, bei denen du dich immer wieder der Angst stellst und sie aushältst, ohne zu flüchten, hemmst du die Angst. Außerdem erfährst du dabei, dass die schrecklichen Erwartungen sich nicht erfüllen. Mit Gesundheitsverhalten hältst du dich fit und wirst belastbarer.

Diese therapeutischen Vorgehensweisen lassen sich in Selbsthilfe umsetzen. Sie helfen sozial ängstlichen Personen, die Angst vor negativem Urteil zu überwinden. Aber sie sind aufwändig, weil sie viel Übung erfordern. (Auch im Rahmen einer Verhaltenstherapie muss der Patient sehr viel mit dem Therapeuten üben.) Der Aufwand lohnt sich. In kleinen Schritten lernst du, in der Öffentlichkeit zu reden, Kontakte und mehr außerhalb deiner häuslichen Komfortzone in Angriff zu nehmen. Gelingt dir das, wirst du mit der Zeit sicherer unter Leuten und zufriedener mit dem Leben.

Selbsthilfeschritte

Schau mal, welche der folgenden Vermutungen auf dich zutreffen: Einige sozial ängstliche Personen profitieren teilweise von ihrer Angst, denn sie dient ihnen als Vorwand, sich vor unangenehmen Dingen zu drücken (,*Krankheitsgewinn*'). Insgeheim wollen sie eigentlich gar nichts daran ändern. Andere schrecken davor zurück, ihre Angst anzugehen, weil sie befürchten, man würde dann noch mehr von ihnen erwarten und sie stärker in die Pflicht nehmen. Und das trauen sie sich nicht zu. Die allermeisten sozial ängstlichen Personen wollen aber unbedingt die peinigende Angst loswerden – endlich jedermann ansprechen können, sich bei Small Talk mit Jungen und Mädchen wohl fühlen, engere Beziehungen eingehen und auch öffentlich reden.

Pros und Contras für Selbsthilfe/Therapie

Voraussetzung zur Überwindung des inneren Schweinehundes, sich der Angst zu stellen, ist eine starke *Veränderungsbereitschaft*. Die ängstliche Person muss an Veränderung durch Lernen glauben. Es erfordert *Mut*, eine heftige Erwartungsangst zu überwinden und in eine Angstsituation zu gehen, und Kraft, die Angst auszuhalten, bis sie sich wieder legt. Courage ist auch notwendig, um sich Angehörigen und engsten Freunden mit der Angst anzuvertrauen. – Es wäre gut, sie wüssten Bescheid wenn du ernsthaft vorhast, deine Angst zu bekämpfen. Dann vergeudest du weniger Kraft für das Schauspielen.

Du musst Veränderung wollen und mutig sein

Insbesondere mit regelmäßigen *Konfrontationsübungen* kommst du spürbar voran. Vielleicht schreckst du manches Mal zurück, wenn du einzelne Übungen liest und denkst, „Das kann ich doch nicht!", „Wenn das so weiter geht, drehe ich noch durch!". Dann rede dir gut zu. Du kannst viel mehr, als du ahnst! und bist auch nicht verrückt! Jede Angst, selbst die aller heftigste Panik, legt sich wieder von alleine. Nach der Anstrengung, dich der Angst zu stellen, bist du nur müde und erschöpft.

Erwartungsangst ist schlimmer als das Angstgefühl in der eigentlichen Angstsituation. Du merkst das schon bei den ersten Konfrontationsübungen und das beeindruckt dich. Sag dir das immer wieder und mache dir damit Mut, in die Konfrontation zu gehen.

4

4.1   Angst beobachten und hinterfragen

Lerne, Angst besser einzuschätzen und zu verstehen. Nimm sie genauer unter die Lupe und notiere deine Beobachtungen im Angsttagebuch (◼ Tab. 4.1). Schau genauer hin, was Angst in dir auslöst. In welchen Situationen fühlst du dich sehr unbehaglich? Wobei kommt Angst auf? Wie heftig wird sie? Kommt sie, wenn du einer weniger vertrauten Person begegnest oder erfährst, dass du dich an einer Gruppenarbeit beteiligen sollst, bei der du selbstverständlich „total versagen" wirst?

Angstprotokoll

Die schriftliche Selbstbeobachtung verschafft dir einen guten Überblick über die Häufigkeit, Intensität und Dauer der Angst. Du siehst auch deutlicher, was dich im Alltag alles einschränkt. Halte alle Angstsituationen und -erlebnisse mindestens zwei Wochen im tabellarischen Angsttagebuch fest, vielleicht am Abend vor dem Schlafengehen. Noch besser, protokolliere das Angstvorkommen über die nächsten Monate bis zum Ende der Selbsthilfe, weil du dann sehr schön verfolgen kannst, welche Fortschritte du bei der Angstbewältigung schon gemacht hast. (In ▶ Abschn. 5.1 findest du ein leeres Angstprotokoll zum Kopieren)

Achte besonders darauf, was du dir nach so einem unangenehmen Erlebnis innerlich sagst und wie du das Ganze bewertest.

■   **Übung**

Denke weiter: Vielleicht hilft dir das Vervollständigen der folgenden Sätze ein wenig auf die Sprünge:

— Ich fasse es nicht, dass mir das in der Situation schon wieder passiert ist, immer mache ich ….

_____

_____

— Ich habe es vermasselt, ich bin so ein(e) ….

_____

_____

◻ Tab. 4.1 Angsttagebuch. Beispiel von Alina, 17 Jahre

Wochentag Datum	Was hat Angst ausgelöst? Angstsituation Ereignis	Angststärke auf einer Skala von 1–10 leicht-heftig	Angstgedanken negative Bewertungen Was könnte Schlimmes passieren?	Miese körperliche Empfindungen	Vermeidungs- und Sicherheitsverhalten?
Sa. morgen, 18.5.	Ich laufe auf der Fußgängerzone, die Leute starren mich an	7–8	Sie glauben bestimmt, ich bin betrunken, weil ich staksig und unbeholfen gehe	Meine Beine sind wackelig und zittrig, das Herz rast, ich habe einen ganz trockenen Mund	Ich meide Blickkontakt, höre auf mit dem Einkaufen, obwohl ich noch nicht fertig bin
Mi. nachmittag 22.5.	Am Lehrer-Sprechtag fällt mir beim Mathelehrer nichts ein, ich kann nichts Vernünftiges sagen oder fragen	9–10	Katastrophe, Blamage pur, jetzt hält er mich für einen beschränkten Vollidioten, in Mathe werde ich nun erst recht versagen	Ich sitze verkrampft da, habe Hitzegefühle, eröte, meine Stimme zittert, ich räuspere mich ständig	Ich schaue zu Boden, der Lehrer beendet die Situation, ohne dass ich mein Anliegen vorbringen konnte

4

▬ Hätte ich doch ….

_____

_____

▬ Denkst du an eine bevorstehende unangenehme Situation? Worüber machst du dir Sorgen? Worauf achtest du besonders?

_____

_____

_____

_____

Stelle eine Liste deiner Horror-Situationen zusammen mithilfe dieser Check-Liste. Kreuze an, was auf dich zutrifft:

Check-Liste für unangenehme soziale Situationen
Umgang mit anderen:
▬ Telefonieren, Skypen, Chats in Video-Konferenzen oder sozialen Foren mit
  – Freunden, Mitschülern
  – Fremden, wenig vertrauten Bekannten
▬ Begegnung mit fremden Personen
  – Blickkontakt
  – Gespräche beginnen, Small Talk mit
    – Gleichaltrigen
    – Autoritätspersonen (Lehrer, Direktor, Vater eines Freundes)
▬ Auf Partys/in Clubs gehen
  – Selber Gastgeber einer Party sein
  – Eine attraktive, besonders ansprechende Person
    – ansprechen
    – mit ihr flirten, erotisches Interesse zeigen
  – Eine Person zu einem Date einladen
  – Etwas Persönliches, Intimes von sich Preis geben
  – Kontakte vertiefen und Freundschaften aufbauen
  – Um eine Gefälligkeit bitten
  – Eine andere Meinung vertreten und dazu stehen
  – Sich behaupten, Forderungen stellen, Nein sagen
  – Jemanden kritisieren
  – Kritik selber annehmen

Leistungsverhalten:
▬ Zu spät kommen
▬ Sich in einer (neuen) Gruppe vorstellen
▬ Über etwas berichten, eine Geschichte oder einen Witz erzählen

- Die eigene Meinung vertreten (z. B. über einen Film oder ein gemeinsames Erlebnis)
- In der Klasse aufzeigen und einen mündlichen Beitrag leisten
- Ein Referat halten oder etwas in der Klasse, Arbeitsgruppe vorlesen
- Eine Klassenarbeit/einen Test schreiben (ein schlechtes Ergebnis könnte Lehrer und Eltern enttäuschen)
- In einer mündlichen Prüfung Rede und Antwort stehen
- Vor oder mit anderen Sport treiben, singen, vorspielen, schreiben oder essen
- In einem vollen Laden einkaufen
- Einen Fehler machen (falsch antworten, etwas fallen lassen oder verschütten, stolpern)
- Gemeinsam mit anderen die Toilette aufsuchen (Geräusche machen)

Überlege, was dir in den angekreuzten Situationen besonders schwer fällt und was andere da über dich denken könnten. Nehmen wir an, du gehst nicht gerne in Restaurants. Könnten andere dich kritisch beäugen, wie du isst und trinkst, und dein Zittern sehen? Ist für dich das Alter, Geschlecht oder Ansehen deiner Begleitperson(en) manchmal ein besonderes Problem?

Analyse deiner Angstsituationen

- **Mithilfe dieser Fragen kannst du klären, wie die Angst entstanden ist und wie sehr sie dich einengt**
- Hat sonst noch jemand in deiner (Groß-)Familie Angst oder Depressionen (Modell, ähnliches Temperament)?
- In welchem Alter trat sie auf?
- Welche Erlebnisse/Ereignisse (Schulwechsel, Umzug, Mobbing) haben Angst bei dir ausgelöst oder Angst verschlimmert?
- Was hat dich zu der Zeit besonders belastet?
- Haben sich die sozialen Ängste über die Jahre verbessert oder verschlimmert? Weißt du auch wodurch?
- Spürst du beim Angsterleben körperliche Reaktionen wie starkes Schwitzen, Erröten, Zittern?
- Hast du körperliche Auffälligkeiten, derer du dich schämst (anatomische Besonderheiten, Missbildungen, Haut- oder neurologische Erkrankungen)?
- Siehst du anders aus?
- In welchen Bereichen ist die Angst für dich am schlimmsten – Familie, Freundschaften, erotischen Beziehungen, Schule/Lernen, Beruf/Karriere, Sport, Gesundheit? Welcher Bereich ist besonders schwierig?
- Wobei engt dich die Angst besonders ein?

4

Fragen zur Entstehung der sozialen Angst

— Was möchtest du am liebsten ändern?
— Gibt es etwas im Zusammenhang mit der Angst, das du dir erhalten möchtest?

■ **Der Ablauf der sozialen Angst**

Mithilfe der schriftlichen Angstbeobachtung erkennst du drei Phasen:

1. *Im Vorfeld* ist Erwartungsangst: Meistens weißt du im Voraus, welche unangenehme Situation du bewältigen musst, seltener kommt eine soziale Herausforderung plötzlich auf dich zu. Wahrscheinlich treten schon lange vorher die Angstgedanken auf, begleitet von einem mulmigen Gefühl. Je näher das Ereignis rückt, desto stärker wird die *Erwartungsangst*. Ob du dich kurz davor doch noch entscheidest, zu kneifen? Das wäre bedauerlich, denn du würdest dann nicht mitbekommen, dass die Angst nicht so schlimm ist wie du befürchtet hast.

2. *In der Situation*: Einigen unangenehmen Situationen kannst du nicht ausweichen. Du bist dann nur bei dir und belauerst dich. Achte darauf, wie du an dir und deinem Auftreten herum mäkelst – wie du unbeholfen herumstehst, stammelst und nicht die richtigen Worte findest. Oder wie du angestrengt eine Show abziehst und gefällig nickst, lächelst und mit eingeübten Floskeln redest. Oder wie du dein Glas fest umklammert hältst, um das Zittern zu unterdrücken (Sicherheitsverhalten). Oder wie du darauf aus bist, so schnell wie möglich die Flucht zu ergreifen, „Ich habe noch was vor" (Vermeidungsverhalten). Höchst wahrscheinlich siehst du *nur* Negatives und Peinliches an deinem Verhalten. Das lenkt dich aber von dem ab, was in der Situation passiert, und erschwert es dir, dich situationsgerecht zu verhalten.

Laufende Selbstabwertung steigert soziale Angst

3. *Nachbereitung* anschließend: Wie denkst du nachträglich über dein Verhalten in der Situation? Redest du es dir jedes Mal schlecht, auch wenn es gar nicht so übel war und du keine oder wenig Angst hattest? Du glaubst dann immer mehr, alles vermasselt zu haben und schämst dich („Ich war stink langweilig", „Ich habe ihre Missbilligung gespürt", „Die haben mich ignoriert"). Denkst du an frühere peinliche Erlebnisse, bei denen du dich lächerlich gemacht hast („Ich schaffe es nie", „Keiner mag mich")? So eine negative Nachbereitung füttert deine düsteren Überzeugungen und verfestigt sie.

Schlussfolgerungen aus der Angstbeobachtung

Mithilfe des Angsttagebuchs findest du heraus, wo Angst besonders häufig auftritt, was dir besonders zusetzt, wie du versuchst, dich zu schützen, und wie sehr du dein Verhalten und womöglich deine ganze Person abwertest. Du erkennst, dass in peinlichen Situationen negative Gedanken und körperliche Beschwerden mit dem Angstgefühl einhergehen und sich zu intensivem Angsterleben hochschaukeln.

Nun siehst du deutlicher, wie die Angst vor Abwertung mit dir Schlitten fährt. Deine Angstgedanken hast du schwarz auf weiß vor dir. Findest du sie nicht auch etwas einseitig und übertrieben? Vergiss nicht, sie spielen sich *nur im Kopf* ab, schüren aber unnötig Angst und steuern sie auch. Das kannst du ändern. Mach dich bereit, eine Lanze für das Freiwerden von Angst zu brechen.

4.2 Lebensnahe, erreichbare Ziele festlegen

Um soziale Ängste zu überwinden, werden zuerst realistische Ziele gesucht. Ein Ziel ist eine Leitschnur für die Behandlung. An dieser Leitschnur lässt sich auch verfolgen, welche Fortschritte du in die gewünschte Richtung machst. Ziele müssen bodenständig sein und sich im Bereich des Machbaren bewegen. Übertriebene Ziele wie „Ich will die Tochter (den Sohn) eines Milliardärs heiraten", „… das Abi mit 1,0 machen", lassen sich nicht immer (Räusper) erreichen. Angst lässt sich aber weitgehend abschwächen. Aus ihren Klauen befreit, wird eine ängstliche Person offener, mutiger, lockerer, unabhängiger, freundlicher, umgänglicher, kooperativer, großzügiger, begeisterungsfähiger, unternehmungslustiger, fröhlicher, humorvoller, weiser, in jedem Fall wesentlich selbstbewusster und – wer weiß – vielleicht sogar „everybody's Darling".

Ziele als Leitfaden für die Selbsthilfe

■ **Ziele stecken**

Bleiben wir erst einmal beim Hauptziel, die Angst abschwächen und möglichst ganz bewältigen. Angst wovor möchtest du in den Griff bekommen? Es wird *Nah*ziele geben, die innerhalb der nächsten Wochen fällig werden (Referat halten, Party), und *Fern*ziele zu einem späteren Zeitpunkt (Klassen- oder Jahrgangsstufenfahrt, Schulpraktikum, Prüfung). Bringe Zielvorhaben – nach Dringlichkeit oder Schwere der Umsetzung – in eine Rangfolge, z. B. sich im Unterricht melden, alleine einkaufen, Fahrstunde machen. Damit entsteht eine Angsthierarchie (▶ Abschn. 4.4.1).

Hierarchisiere deine Ziele

4

■ **Teil-Ziele suchen**

Nimm dir fürs Erste leichtere Ziele vor und später kompliziertere. Setze diese – wie noch zu zeigen sein wird – in kleinen Schritten um (▶ Abschn. 4.4 und 4.5):

━ Nehmen wir an, du fühlst dich in der Öffentlichkeit unter fremden Menschen sehr unwohl. Dein Wunschziel ist: „Ich möchte mich in kleinen und großen Menschenmengen frei und unbeschwert bewegen können". Um dieses anspruchsvolle Ziel zu erreichen, suchst du nach Teil-Zielen, die von leicht bis schwer gestuft sind, und setzt eines nach dem anderen um – z. B. häufiger über belebte Fußgängermeilen gehen, auf Wochenmärkte, Open Air Konzerte oder Demos und dabei Blickkontakt zu den Leuten um dich herum aufnehmen, sie ansprechen ….

━ Vielleicht ist ein weiteres Ziel, im Unterricht mehr aufzuzeigen („Ich möchte meine Angst vor dem Mündlichen loswerden und meine Noten verbessern"). Nimm dir als ein Teil-Ziel vor, dich täglich wenigstens einmal in einem Lieblingsfach zu melden, dann mehrfach. Du wirst hin und wieder drankommen. Mach das allmählich in allen Fächern und bemühe dich schließlich, in jedem Unterrichtsfach öfter aufzuzeigen.

━ Die meisten sozial ängstlichen Menschen sehnen sich nach Freundschaften, du wahrscheinlich auch. Das ist ein sehr viel anspruchsvolleres Ziel, aber keineswegs unmöglich zu erreichen. Es ließe sich ebenfalls in sinnvoll gestufte Teil-Ziele herunterbrechen: Du könntest dich Mitschülern in den Schulpausen oder der Schulmensa (oder im Sportverein) regelmäßig annähern, dich dazu stellen oder setzen, ihnen gut zuhören, dich langsam hier und da am Gespräch beteiligen, in Vorschläge einwilligen, selber Tipps geben und zu etwas auffordern (zusammen lernen, ins Kino gehen, gemeinsam übernachten). So ließe sich mit der Zeit mehr Nähe und eine engere Beziehung anbahnen.

━ Ein noch komplexeres, *langfristiges* Ziel wäre, ein angstfreies, abwechslungsreiches und erfülltes Leben zu führen. Hierbei wäre an *kurzfristigen Zielen* denkbar, Schritt für Schritt aktiver zu werden: Persönliche Interessen und Talente angehen wie Gitarren- oder Tanzunterricht nehmen, sich einer Theater-, Volleyball- oder Umwelt-AG anschließen, eine weitere Fremdsprache lernen – womöglich in einem Sprachen-Camp in dem betreffenden Land usw. Vielleicht wolltest du auch etwas Nützliches ehrenamtlich machen (Kinder beim Sport trainieren) oder mit Jobben das Taschengeld aufbessern, z. B. als Babysitter, Nachhilfelehrer oder als Aushilfskraft im Tierheim oder Krankenhaus. Alle diese Aktivitäten bringen dich unter Menschen, mit denen du dich auseinandersetzen und zusammenarbeiten musst. Du wirst dadurch selbstwirksamer.

Sobald eine sozial ängstliche Person sich dazu aufrafft, bestimmte Ziele zu verfolgen, aktiver zu werden und Dinge zu bewegen, kommt sie automatisch mehr unter Leute, setzt sich mit ihnen auseinander, wird umgänglicher, erhält positives Feedback und entwickelt allmählich auch mehr Selbstbewusstsein. – Dazu braucht sie Mut, sich dem Neuen zu stellen. Das dürfte ihr Denken insgesamt revolutionieren.

4.3 Angstgedanken erkennen und verändern (kognitive Therapie)

Einseitig negatives Denken ist ein Kernproblem der Angst. Sozial ängstliche Personen quälen sich vor allem mit der Vorstellung, andere würden sie abwerten. Angstgedanken, Sorgen und negative Vorstellungen lassen sich widerlegen und durch realistische Gedanken ersetzen. Ein Aufmerksamkeitstraining hilft zudem, sich mit sinnvolleren Dingen zu beschäftigen.

Sozial ängstliche Personen sind davon überzeugt, dass sich ihre Angstgedanken (oder -kognitionen) bewahrheiten werden. ‚Hoffnungslosigkeit ist die vorweggenommene Niederlage‘, sagte der Philosoph Carl Jaspers. Wie bereits dargelegt sind Kognitionen das, was wir wahrnehmen, worauf wir uns konzentrieren, wie wir Informationen verarbeiten, bewerten und was wir erinnern. *Kognitionen sind immer mit entsprechenden Gefühlen und körperlichen Empfindungen verbunden.* Wird negativ über ein bevorstehendes Ereignis gedacht („Ich kann das nicht!", „Die halten mich für plemm-plemm"), kommt Erwartungsangst auf und damit häufig der Drang, zu vermeiden.

Negative Gedanken gehen mit negativen Gefühle einher

Sozial ängstliche Personen glauben, andere verurteilen sie, sobald sie sich verhaspeln oder erröten („Die halten mich für einen Versager", „Keiner mag mich"). Mit ihrer Aufmerksamkeit sind sie auf Kritik und negative Beurteilung fixiert. Weil sie sich selbst negativ wahrnehmen, glauben sie, andere würden das genauso tun („Ich sage etwas Falsches", „Die Anwesenden halten mich für dumm", „Ich bin wertlos", „Ich werde einsam bleiben"). In ihrem pessimistischen Denken glauben viele, chancenlos zu sein. Derlei negative Bewertungsmuster laufen ‚automatisch‘ ab, sobald sie mit anderen zusammen kommen oder sich das nur vorstellen.

‚Automatische‘ Selbstabwertung in Gesellschaft anderer

Die Befürchtung von Kritik und Ablehnung schürt bei sozial ängstlichen Personen (Erwartungs-)Angst. Um sich herum registrieren sie zahlreiche negative Hinweise (auch unbewusst),

4

die ihre Befürchtungen bestätigen (selektive Wahrnehmung). Obwohl ihre Annahmen einseitig – und somit falsch – sind, glauben sie, mit ihren Angstgedanken richtig zu liegen. Aber: *Etwas denken heißt noch lange nicht, dass es auch tatsächlich eintritt.* Niemand gewinnt im Lotto, nur weil er viel daran denkt und sich große Hoffnungen macht. Es wäre zu schön …. Gedanken sind keine Tatsachen. Einseitig unausgewogenem Denken unterliegen ‚falsche Fakten'.

Überprüfe deine Angstkognitionen

Die *schlechte Nachricht:* Angstgedanken und negative Überzeugungen vor oder in Angstsituationen sind bei sozial ängstlichen Personen übertrieben und unrealistisch. Die meisten glauben, sie würden für sonderbar, ungeschickt, linkisch, staksig, eckig, hölzern, seltsam, unheimlich, in jedem Fall für „merkwürdig" und damit auch für „peinlich" gehalten werden.

Geht dir das so? *Schimpfst du viel über dich* und was alles schief läuft bei dir? Dann stehst du wohl ganz schön unter Druck.

Die *gute Nachricht*: Sozial ängstliche Personen verhalten sich lange nicht so peinlich in gefürchteten Situationen wie sie meinen. Sie schätzen das einseitig negativ ein. Ihre kritischen Selbstgespräche und Angst-Kognitionen erweisen sich immer wieder als unrealistisch. Diese lassen sich widerlegen und durch *wirklichkeitsnahe Gegengedanken* ersetzen. Würdest du sie nur gegen rosige Gedanken eintauschen, wäre das einseitig optimistisch und ebenfalls wirklichkeitsfern.

Mit *realistischen Gegengedanken* kannst du deine *Angst abschwächen.*

Wir bewerten Erlebnisse und Situationen im Einklang mit unseren Grundüberzeugungen, die uns in Familie und Schule beigebracht werden. Jeder interpretiert Ereignisse und Erfahrungen auf seine Weise und steuert damit gleichzeitig Gefühle.

Nehmen wir an, uns wird eine Einladung zum Essen abgesagt. Der eine reagiert enttäuscht, der andere verärgert, der nächste nimmt es gelassen zur Kenntnis, ohne sich aufzuregen. Eine sozial ängstliche Person reagiert erleichtert, weil sie nun nicht hin „muss". Ohne eigenes Zutun entkommt sie der beängstigenden Situation. Müsste sie hin, würde sie sofort befürchten, dass die anderen Gäste sie kritisch und abwertend beäugen. In Wirklichkeit kann sie aber weder in andere hineinschauen noch genau wissen, was über sie gedacht wird.

Wenn es dir auch so geht, dann suche nach konkreten *Belegen*, um solche misstrauischen Gedanken zu widerlegen (oder zu untermauern – manchmal stimmt es ja). Deine Schlussfolgerungen werden dadurch realistischer und du denkst weniger vernagelt.

Übung

Probiere das gleich aus und *verändere deine Angstgedanken*. Suche nach Ereignissen, die zeitlich versetzt auf dich zukommen und vor denen dir graut – hier sind einige Beispiele:

- Morgen muss ich mich für mein Schulpraktikum persönlich in einer Firma vorstellen,
- nächste Woche muss ich mit zwei anderen ein Gruppen-Referat halten,
- in 10 Monaten ist die Hochzeit meiner Cousine, zu der viele unbekannte Gäste eingeladen sind.

Beantworte zu den unangenehmen Ereignissen, die du dir ausgesucht hast, folgende Fragen. Schreibe die Antworten auf, weil du die Übung dann gründlicher machst:

- Denkst du viel an das unangenehme Ereignis? Wann besonders – bei Leerlauf, abends im Bett?
- Was könnte Schlimmes passieren?
- Wie würden die Leute dann über dich denken und urteilen?
- Hast du schon einmal so ein demütigendes Erlebnis gehabt?
- Glaubst du, die Situation könntest du, ohne negativ aufzufallen, überstehen?
- Hältst du deine Angst für ein Zeichen von Schwäche? Meinst du, andere sehen das ebenso?
- Würden deine Eltern, Geschwister und Freunde dir zutrauen, die Situation zu meistern?
- Legst du strengere Maßstäbe an dich an als an andere?
- Wie würdest du in der gefürchteten Situation am liebsten auftreten?
- Wie möchtest du von anderen gerne beurteilt werden?

Merkst du, wie du dazu neigst, dein Verhalten in Angstsituationen zu deinen Ungunsten auszulegen? Was ist wohl ‚faul‘, einseitig und fehlerhaft an deinem Denken? Schau dir folgende Denkfehler an – sie kommen häufiger bei ängstlichen Personen vor, vielleicht auch teilweise bei dir.

Denkfehler suchen

- **Typische Denkfehler von sozial ängstlichen Personen**
- Vielleicht hast du ja auch einen Hang zum *Schwarz-Weiß-* und *Alles-oder-Nichts-Denken* („Wenn ich in der Klausur keine Eins schreibe, halten mich alle für dumm", „Neulich

4

habe ich mich versprochen, jetzt denken die, ich stottere")? Wenn ja, dann versuche, weniger in Extremen zu denken. Differenziere mehr. Menschen sind nicht nur gut oder schlecht. Dazwischen gibt es viele Abstufungen. Gähnt jemand z. B. in einem Gespräch mit dir, wirst du das womöglich auf dich beziehen, „Der findet mich langweilig". Im selben Atemzug wirst du das vermutlich noch auf andere verallgemeinern: „Alle halten mich für langweilig". Ist der Typ aber nicht einfach nur müde? Schau genauer hin und beziehe nicht gleich alles auf dich. Du wirst mit deiner radikalen Einschätzung oft falsch liegen. Nicht alle finden dich z. B. uninteressant und lehnen dich ab, denn neulich wurdest du ja wieder zu einer Party eingeladen.

— Steckt dir noch eine extrem peinliche Erfahrung in den Knochen, die du *verallgemeinerst*? Das ist gar nicht so selten. Ein sozial ängstlicher Schüler hatte sich einmal für eine Arbeitsgruppe gemeldet, bekam aber eine derbe Abfuhr, „Nee, dich wollen wir nicht". Das war sehr schmerzhaft. Seither glaubt er, überhaupt niemand wolle mit ihm zusammen arbeiten, weil er ‚unfähig' sei. Nun vermeidet er alle Arbeitsgruppen.

— Viele sozial ängstliche Personen *überschätzen die Wahrscheinlichkeit*, von anderen negativ beurteilt zu werden („Auf der Party halten mich alle für einen Trottel", „Ich werde nie eine Freundin/einen Freund haben"). Sie sind davon überzeugt, alle Anwesenden betrachten sie mit großer Skepsis. Dabei werden sie von vielen gar nicht wahrgenommen und doch finden sie einige ganz angenehm.

— Etliche glauben, ihre *Angstgedanken* und Angstgefühle wären der *Beweis* dafür, dass Mitschüler oder andere sie für sonderbar halten. Im Ärger eines Lehrers auf eine falsche Antwort sehen sie z. B. einen Beleg dafür, unfähig („dumm") zu sein. Das spielt sich wiederum nur in ihrem Kopf ab und ist *subjektiv*. Solche Gedanken sind reiner Unfug, *kognitive Fehlleistungen*.

— Die Gedanken sind frei, wer kann sie erraten (das Lied wirst du kennen). Keiner kann wissen, was andere über ihn denken. *Gedankenlesen* gibt es höchstens bei Menschen mit ‚übersinnlichen Kräften' (oder sind das nur gute Tricks?) auf Jahrmärkten oder in Fernseh-Shows. Wir können das Verhalten von anderen beobachten. Wie sie uns aber einschätzen, können wir bestenfalls vermuten. Um es herauszufinden, müssen wir das prüfen und sie fragen.

— *Übertreibst* du mit deinen *Schwächen* und *untertreibst* mit deinen *Stärken*? Dann traust du dir vermutlich wenig zu. Beziehst du in Konflikt- und Streitsituationen Probleme häufig auf dich und meinst, an allem schuld zu sein, was schief läuft? Nimmst du Erfahrungen, die das widerlegen, überhaupt zur

Kenntnis – z. B. wenn dir Freunde oder Lehrer etwas Positives sagen oder wenn dir mal etwas richtig gut gelingt?
— Der Mensch achtet nur auf bestimmte Informationen und *nimmt selektiv wahr*, je nach Stimmung und Gefühlslage. Er *erinnert* auch nur *selektiv*. Man kann sowieso nicht alles aufnehmen. Meistens registrieren wir Dinge, für die wir uns besonders interessieren oder vor denen wir uns fürchten. Bei sozial ängstlichen Personen wird die Wahrnehmung *einseitig von Angstgedanken und -gefühlen gesteuert*. Halten sie ein Referat, sehen sie nur die gelangweilten Gesichter und achten nicht auf die, auf denen sich Interesse oder Zustimmung abzeichnet. Angst steuert auch die Gedächtnisleistungen. Viele sozial ängstliche Personen erinnern sich nur an schreckliche ‚Mobbing'-Erfahrungen in der Grundschule, nicht aber an die schönen Erlebnisse mit denselben Mitschülern.
— *Vergleichst du dich viel* mit Leuten, die eine gute Ausstrahlung haben, sehr beliebt sind und sich super unterhalten können? Beim Vergleich mit ihnen wirst du wenig vorteilhaft abschneiden, denn du wirst sie beneiden und bist dann deprimiert. Der Vergleich wird auch insofern hinken, als du bei denen nur Vorteile siehst und bei dir nur Nachteile. Sei fairer zu dir und hör auf, dich immer mit den Schönsten, Beliebtesten und Erfolgreichsten zu messen („Ich will so sein wie die").
— Überhaupt, hast du nicht etwas überhöhte Ansprüche und willst perfekt sein („Ich *muss* meine Gefühle immer beherrschen", „Im Gespräch *muss* ich sehr kompetent erscheinen")? Grübelst du endlos viel darüber, was du nicht erreichen kannst? *Übersteigerte Ansprüche* setzen einen ganz schön unter Druck und schüren Versagensängste. Kein Mensch kann *100%-ig* sein. Wenn man es insgeheim doch will, ist das ganz schön frustrierend.

Angst wird durch Denkfehler begünstigt
Fehlerhaftes Denken führt zu einer negativen Sicht von
— dir selbst („Ich bin unfähig", „Keiner mag mich", „Die haben Freunde, ich keine"),
— den Mitmenschen („Ich traue ihnen nicht", „Keiner zeigt mir Respekt")
— der ganzen Welt („Mir fällt es schwer, in dieser Welt zurecht zu kommen").

Je mehr sich jemand auf die eigenen Schwächen konzentriert, desto schwerer fällt es ihm, soziale Herausforderungen zu meistern und desto schlechter bewertet er sich selbst. Um so mehr nehmen seine Minderwertigkeitsgefühle zu.

4

Gegen Angstgedanken
vorgehen

Finde mithilfe des Angsttagebuchs heraus, welche Angstgedanken bei dir in kritischen Situationen auftauchen. Suche nach Denkfehlern, nimm sie richtig auseinander und korrigiere sie in Zukunft. Kognitionen lassen sich verändern – damit auch das Angsterleben. Nur weil du dir Sorgen über einen Vortrag machst und seit Wochen deswegen schlecht schläfst, heißt das noch lange nicht, dass du ihn vermasseln wirst. Er wird dir gelingen, wenn du ihn gut vorbereitest und vorher einübst (▶ Abschn. 4.5.6).

Hier findest du eine Reihe von Möglichkeiten, *Angstkognitionen* zu *verändern*. Experimentiere damit und finde heraus, mit welchen du besonders gut arbeiten kannst.

■ **Suche nach Belegen für gefürchtete Katastrophen und ent-katastrophisiere sie**

Einseitig negatives Denken
macht voreingenommen

Glaubst du wirklich, alle denken negativ über dich und halten dich für minderwertig? Das vermutest du doch nur. Wahrscheinlich bestätigen sich deine Annahmen immer wieder, weil du nur das registrierst, was deine Überzeugung untermauert. Welche Anhaltspunkte hast du tatsächlich dafür? Bei der Suche nach Beweisen wirst du feststellen, dass *deine Voreingenommenheit* den Ausschlag gab. Nehmen wir an, dir ist dein Schwitzen peinlich, obwohl du regelmäßig duschst, einen Deo-Stift verwendest und gar nicht so schlecht riechst. Du glaubst, jeder hält Achselschweiß für ekelig – nur weil auch du ihn abstoßend findest. Deshalb schämst du dich. (Die meisten registrieren ihn nicht einmal.)

Suche mithilfe der folgenden Fragen nach *Beweisen* und *Gegenbeweisen*. Bemühe dich um bodenständige, ausgewogene Antworten. Eventuell hilft dir eine Vertrauensperson dabei.

— Bewahrheiten sich deine Befürchtungen („Die finden mich ekelig, aasig") jedes Mal?

— Welche Fakten sprechen dafür, welche dagegen? („Bei Aufregung schwitze ich sofort und dann sehen die, dass ich Angst habe")

— Fallen dir andere Interpretationen und Bewertungen ein („Dem ist wohl sehr heiß", „Die hat sich anscheinend angestrengt")?

— Wie würde das eine Freundin/ein Freund von dir einschätzen? Frag doch mal hin und wieder bei ihr/ihm nach, wie du dich verhalten hast. (Mache das aber nicht zu oft, sonst rutschst du in die Rückversicherungsfalle. Rückversicherung einfordern ist ebenfalls ein Sicherheitsverhalten und hält die Angst aufrecht.)

— Vor welchen Ereignissen oder Situationen hattest du in letzter Zeit panische Angst, hast sie aber trotzdem am Ende unbeschadet überstanden?

— Was wäre der denkbar schlechteste Ausgang für dich, die
totale Katastrophe? Was spricht dafür und was dagegen,
dass es so kommt?
— Welchen Ausgang würdest du dir wünschen? Und welcher
erscheint realistisch?

Schau jetzt nochmals zurück: War dein Verhalten (waren die
Angstsymptome) in der Angstsituation wirklich so entsetzlich?

▶ Beispiel

„Ich schwitze viel in unangenehmen Situationen, bin aber noch
nie deswegen angemacht worden. Vielleicht bemerken es andere
tatsächlich nicht oder denken sich nichts dabei. Ja, doch, ich habe
schon gesehen, wie andere beim Referat geschwitzt haben. Viele
schwitzen bei Anstrengung, Hitze oder Wut. Für mich sind sie
deshalb nicht ekelig oder abstoßend, es sei denn sie riechen entsetzlich." ◀

■ **Bilde für jeden Angstgedanken einen ausgewogenen
Gegengedanken**

Wirklichkeitsnahes Denken lässt ängstliche Erregung erst gar
nicht aufkommen oder verringert Angst. Ersetze ‚automatisch'
aufkommende negative Angstgedanken sofort mit sachlichen,
möglichst optimistischen Gegengedanken. Mit etwas Einfalls-
kraft und Übung schaffst du das. Du kannst Angstgedanken
sofort ausbremsen, indem du mit Gegengedanken reagierst.
Lass dir paar knackige einfallen. Hier sind einige Beispiele
(❏ Abb. 4.1; Vorlage in ▶ Abschn. 5.2).

Verändere alle spontan aufkommenden Angstgedanken.
Mit einigem Üben hast du bald ein gutes Mittel zur Hand, um
Angst herunter zu fahren und gefühlsmäßig besser im Gleich-
gewicht zu bleiben. Mach dir das zur Gewohnheit.

■ **Bau dich im inneren Gespräch selbst auf mit Mut-Gedanken**

Ängstlich-gehemmte Personen brauchen mehr Zeit, um sich   Rede dir gut zu
auf neue Situationen einzulassen, sich darin zurecht zu finden
und damit vertraut zu werden. Setze dich nicht zu sehr unter
Druck. Nimm dir Zeit. Ermutige dich immer wieder im *Selbst-
gespräch* – geduldig und gebetsmühlenartig:

— „Sobald mir etwas Neues bevorsteht, schaue ich es mir erst
einmal in Ruhe an. Ich überstürze nichts und entscheide
mich auch nicht gleich, weg zu bleiben (oder davon zu
laufen).
— Zuerst finde ich heraus, was da läuft, und entscheide dann,
ob ich mitmache

4

Angstsituation	Angstgedanke	Realistischer Gegengedanke
Treffen mit einer Freundin im Café	Sobald ich reingehe, starren mich alle an, sehen, wie aufgeregt ich bin, und halten mich für abartig	Falls sie meine Aufregung überhaupt bemerken, werden sie nicht länger darüber nachdenken
Melden im Unterricht; in einer Gruppe etwas sagen	Alle werden darauf achten, ob ich stottere oder etwas Falsches sage, und mich auslachen	Jeder macht mal Fehler. Außerdem beachten viele solche Ausrutscher gar nicht
Mein Haarschnitt ist zu kurz	Alle finden mich provinziell, hässlich und lehnen mich ab	Wenn jemand meinen Schnitt nicht mag, ist das sein Problem, ich finde ihn ganz passabel
Einen Date vereinbaren	Die/der denkt bestimmt, ich wäre farblos, langweilig, lahmarschig und lässt mich abblitzen	Absagen kommen häufiger vor. Bei einer(m) anderen habe ich sicher mehr Chancen

◘ **Abb. 4.1**   Veränderung von überzogenen Angstgedanken

- Anfangs habe ich wahrscheinlich Angst, mir in die Hose zu machen. Das legt sich wieder.
- Und jetzt werde ich aktiv. Wette, ich schaffe es? Jetzt ist so etwas noch anstrengend, aber später werde ich Spaß haben.
- Klappt es nicht auf Anhieb, versuche ich es gleich nochmals. So schnell gebe ich nicht auf."

> Du kannst dich bei ängstlicher Erregung mit *Mut-Sätzen* wie „Ich packe das!", „Der Angst zeige ich es!", „Mach weiter, halte durch!" richtig toll aufbauen. Übe dich in solchen Selbst-Suggestionen.

- **Bewerte sichtbare, körperliche Angstsymptome realistischer**

Körperliche Symptome verraten nicht immer gleich Angst

Dein Angsterleben können andere nicht erkennen, außer du zitterst dabei, errötest oder schwitzt auffallend. Auf spontan auftretende körperliche Angstsymptome lässt sich wenig Einfluss nehmen. Sicherheitsverhalten wie Make-up, kräftiges Festhalten oder eingenähte Gummieinlagen als Schweißblätter ist auch keine nachhaltige Hilfe gegen Angst, sondern verfestigt sie nur. Baust du deine Ängste in den nächsten Monaten wie in diesem Buch beschrieben ab, werden auch die körperlichen Symptome immer schwächer.

Viele körperliche Erscheinungen der Angst kommen *auch bei angstfreien Personen* vor, z. B. Zittern bei Anstrengung oder Schwitzen in überheizten Räumen. Nehmen wir das Erröten: Du glaubst, andere erkennen es sofort als Angstsymptom und stufen dich als Weichei ein. Was kann aber sonst noch zu Erröten führen? Beileibe nicht nur Gefühle wie Angst und Scham – auch Freude, Wut, Stolz. Rot werden viele bei Anstrengung (Sport, schwere körperliche Arbeit, angestrengtes Konzentrieren in einem Test) oder in der Hitze des Sommers. Alkohol, reichlich Kaffee oder Fieber treiben vielen Menschen die Röte ins Gesicht. Wie will da ein Außenstehender erkennen, was dein Erröten auslöst? Es ist mehrdeutig. Übrigens, andere Leute machen sich kaum Gedanken darüber. Jedenfalls kann keiner in dich hineinsehen und Angst entdecken.

> Auch angstfreie Personen schwitzen, zittern und erröten

Nicht wenige erröten aus Verlegenheit bei Lob oder Kritik. Diese ‚Gefühlsäußerung‘ finden viele „sympathisch". Vielleicht liegt das daran, dass eine Person, die gelobt wird und dabei errötet, für bescheiden und etwas unsicher und nicht als Großmaul und Angeber auffällt. Errötet jemand bei Kritik, wird er gerne für einsichtig, beschämt und reumütig gehalten. So gesehen besänftigt Erröten manchen Groll. Eher selten ruft es Häme hervor. Überzeuge dich selbst und beobachte, wie die Leute reagieren, wenn jemand anderes rot wird – meistens zeigen sie Anteilnahme, Mitgefühl, manchmal macht sie das verlegen.

> Erröten ruft eher Mitgefühl und Sympathien hervor

■ **Aufmerksamkeitslenkung und Achtsamkeit**

> Aufmerksamkeit und Konzentration werden gelernt und lassen sich bewusst steuern. Soziale Angst kann mit gezielter Aufmerksamkeit auf die jeweilige Situation und das Umfeld leichter bewältigt werden.

Sozial ängstliche Personen beobachten sich sehr kritisch, sobald sie unter Leuten sind:
- Sie konzentrieren sich vor allem darauf, was schief gehen könnte.
- Wegen der übersteigerten Selbstaufmerksamkeit verpassen sie vieles, was um sie herum geschieht.
- Andere spüren, dass sie nicht bei der Sache sind, und meinen des Öfteren, sie wären nicht interessiert. Entsprechend verhalten sie sich dann auch weniger entgegenkommend.

> Selbstaufmerksamkeit signalisiert Desinteresse an anderen

Dadurch nimmt die Angst der ängstlichen Person zu. Sinnvoll wäre es für sie, mehr auf die Leute und das Geschehen um sie herum zu achten und ihnen mehr Aufmerksamkeit und Zu-

4

wendung zu zeigen. Dadurch würde sich ihre Angst auch weniger steigern. Zwei Vorgehensweisen bieten sich an. Probiere sie aus und schau, mit welcher du zurechtkommst – vielleicht kannst du sogar mit beiden ganz gut arbeiten?

1. Aufmerksamkeit lenken: Sobald düstere Gedanken aufkommen („Das schaffe ich nicht", „Ich blamiere mich"), sag dir innerlich energisch „Ende der Vorstellung, **Stopp!**" und mache sofort einen Cut. Suche gleich nach etwas, worauf du dich konzentrieren kannst. Damit wendest du deine Aufmerksamkeit bewusst von den Angstgedanken ab und die Angst schaukelt sich nicht weiter hoch. Es liegt nahe, die Aufmerksamkeit auf das Geschehen in der Situation zu richten und den Leuten gut zu zuhören. Du kannst deine Aufmerksamkeit vertiefen, indem du überlegst, was sie bei den Themen, über die sie reden, wohl empfinden mögen. Bei genauem Zuhören entwickelst du außerdem leichter Ideen, die du selber zum Gespräch beitragen kannst.

Die Aufmerksamkeit lässt sich noch auf vieles andere lenken: Was siehst (hörst, spürst, riechst) du *in der Umgebung*? Schau dich da, wo du gerade bist, um. Nehmen wir an, du stehst in einem Raum. Wie ist der Bodenbelag? Was für Möbel und Pflanzen sind da? Welche Bilder hängen an der Wand? Beschreibst du sie? Gefallen sie dir? – Du kannst deine Aufmerksamkeit auch *nach innen* auf schöne Vorstellungen, Erinnerungen oder auf Teile eines Films, den du gerne gesehen hast, richten. Oder du trällerst einen Song, führst in der Vorstellung Gespräche mit einer Freundin oder blödelst aus Jux in Comic-Sprache. Baue auf die Vorstellungskraft: Du könntest z. B. einen Luftballon mit Helium und deinen Angstgedanken füllen und ihn aufsteigen lassen. Sei erfinderisch und experimentiere. Finde heraus, worauf du dich alles rasch und gut konzentrieren kannst.

Aufmerksamkeitstraining
Bewege dich
    weg von der Konzentration darauf,
- was alles Schlimmes passieren könnte,
- wie schwerfällig du Blickkontakt hältst, herumstehst, die Arme und Hände bewegst, gehst,
- wie deine Frisur, Kleidung, Haut gerade wirken mag,
- ob dein Erröten, Zittern oder Schwitzen bemerkt wird
- wie du in der Situation auf die anderen wirkst
- und was sie von dir denken.
    hin zu mehr Aufmerksamkeit für das,
- was in der Situation geschieht,
- was andere sagen und worauf sie hinaus wollen,
- was sie dabei empfinden

> ➤ und was du sagen könntest.
>
> Dieses Aufmerksamkeitstraining ist eine besonders wirkungsvolle Hilfe bei Konfrontationsübungen (▶ Abschn. 4.4.2).

Ziehst du deine Aufmerksamkeit von den Angstgedanken und Sorgen ab, steigerst du dich nicht weiter in die Angst hinein. Achte zudem darauf, das Erlebte anschließend nicht immer wieder durchzukauen und zu deinem Nachteil auszulegen. Auf diese Weise kannst du deine Angstgefühle besser kontrollieren.

2. Achtsamkeit üben: Hier wirst du *nicht* aktiv. Vielmehr versuchst du, offen für das zu sein, was du gerade erlebst. Warte ab, was kommt, und greife nicht ein. Schau hin und registriere nur, welche Gedanken, Gefühle oder körperlichen Empfindungen kommen. Was geschieht in der Welt um dich herum? Was kannst du in diesem Moment wahrnehmen – sehen, hören, riechen, schmecken? Achte auf die Dinge, ohne sie zu bewerten, daran haften zu bleiben oder einzugreifen. Anfangs kommen immer wieder negative Gedanken und Sorgen dazwischen auf. Lass sie einfach wie Blätter auf einem Gebirgsbach oder wie Wolken vorbeiziehen.

Mit Achtsamkeit nimmst du eine ganz neue Sichtweise ein. Das erfordert viel Aufmerksamkeit. Die Blende deiner Aufmerksamkeit öffnet sich ganz weit und deine Kognitionen bleiben nicht mehr an bestimmten Ereignissen hängen. Mit Achtsamkeit löst du dich auch aus der Umklammerung von der Angst, denn allmählich kannst du das, was du wahrnimmst, von ganz alleine besser akzeptieren – mit der Zeit auch die Angstgefühle und ihre körperlichen und kognitiven Anteile.

Achtsamkeit erlernen geht nicht von heute auf morgen. Alles, was neu gelernt wird, erfordert regelmäßiges Üben, denk an das Jonglieren oder Autofahren. Dem einen gelingt es, Achtsamkeit zu entfalten, dem anderen nicht. Gib nicht so schnell auf, versuche es eine ganze Weile. Mit der Zeit wird es dir vertrauter und du findest es immer angenehmer, deine innere Verfassung (Atmung, Kribbeln, Muskelspannung) und Umgebung *nur* wahrzunehmen.

■ **Gehe den schlimmsten Fall in Gedanken durch**

Spiele eine besonders beängstigende Situation in Gedanken durch und gestalte sie beliebig um, z. B. so, dass du dich in ihr gut behaupten kannst. Lass dir ganz beliebige Lösungsmöglichkeiten einfallen. Du kannst das auch mit einer Person deines Vertrauens durchsprechen. Fange mit einer leichten Angstsituation an. Überlege, wie du dir darin behelfen

In der Fantasie Angst bewältigen

4

könntest. Später gehst du den denkbar schlimmsten Fall durch. Dir/euch werden schon Bewältigungsmöglichkeiten einfallen, wenn du/ihr alles in Ruhe in der Vorstellung durchspiel(s)t. Das ist wie *Probehandeln*. Es macht dich sicherer und verringert Erwartungsangst.

Alpträume umgestalten

Selbst Erinnerungen an traumatische Erfahrungen oder Alpträume lassen sich so bearbeiten. Bewerte ein Erlebnis, das dich früher fürchterlich erschreckt hat, mit deinem jetzigen Wissensstand über Angst. Was würdest du heute in der Situation anders machen als damals? Du könntest eine Geschichte dazu erfinden oder ein Drehbuch für einen Film schreiben. Solche Gedankenspiele machen Spaß und stärken das Gefühl, *selbstwirksam* zu sein. Am Ende traust du dir auch mehr zu.

■   **Paradoxe Intervention**

Übertreibung von Peinlichkeiten

Einige ängstliche Personen finden es gut, mit dem, wovor sie Angst haben, bewusst zu übertreiben oder ganz entgegengesetzt zu denken und zu handeln – nach dem Motto: „Wie kann ich meine Angst noch schlimmer machen?" Das ist ein paradoxes Vorgehen- dem Wunschziel entgegengesetzt. Wenn dich so etwas reizt, könntest du extrem peinliche Verhaltensweisen rabenschwarz ausmalen und dabei wahnwitzig übertreiben. Überziehe mehr und mehr, bis du selber lachen musst, weil das Ganze total absurd geworden ist. Liegt dir diese Art von Humor, könntest du dir immer wieder paradoxes Denken verordnen und herrliche Horror-Alpträume produzieren. Angst kommt dabei erstaunlicherweise fast gar nicht auf – vielleicht weil du der Regisseur bist?

Sich über eigene Blamage lustig machen

Du könntest auch eine deiner „peinlichen" Reaktionen – Stammeln, Erröten oder lautes Magenbrummen – humorvoll kommentieren. Heb sie provokant hervor und mach dich lustig über sie, anstatt sie verbergen oder überspielen zu wollen. Damit rufst du Lacher hervor und das entspannt dich (und die anderen auch). Schwitzt du z. B. intensiv, könntest du sagen: „Gerade kocht mein Thermostat über" oder „Au weia, sind das schon erste Hitzewellen?" und dir dabei theatralisch Luft zu fächern. Errötest du, könntest du das flapsig mit „Hoffentlich sieht niemand, dass ich gerade erröte" unterstreichen oder mit „Das Rotwerden ist mir jetzt voll peinlich". Brummt der Magen laut, könntest du ironisch kommentieren, „Ups, meine Gedärme rebellieren", „Der Hunger knurrt" oder „Oh, ist das arme Kind hungrig". Wird anders herum gedacht und gehandelt, kommt man oft zu neuen Erkenntnissen und zu einem größeren gefühlsmäßigen Abstand zum peinlichen Verhalten. Damit wird ihm seine Wucht genommen.

Symptomverschreibung

Genauso gut kannst du dir Angstsymptome verschreiben. Sobald du absichtlich Angstgedanken oder körperliche Symptome der Angst hervorrufst, werden sie schwächer. Hast du schon einmal gehört, dass jemand, der Schlafstörungen hat, wider Willen nach kurzer Zeit einschläft, obwohl er sich verschrieben hat, die ganze Nacht wach zu bleiben?

▪ Video-Feedback und Eigenlob

Videoaufnahmen sind eine großartige Unterstützung bei der Überprüfung und Änderung des eigenen Auftretens. Sie geben ein haarscharfes Feedback. Eine vertraute Person könnte Handy-Videos von dir in Situationen drehen, in denen du dich überwindest und z. B. in einem Bistro Tee bestellst oder jemand Fremdes auf der Straße nach der Uhrzeit fragst. Es gibt keine bessere Rückkopplung. Du wirst mit eigenen Augen sehen, dass man dir die Angst nicht anmerkt und du insgesamt eine bessere Figur abgibst als du geglaubt hast. Das wird dich Skeptiker wahrscheinlich noch mehr überzeugen, als das mündliche Feedback einer vertrauten Person.

Videos zeigen Verhalten besonders gut

Sicherlich sind diese Übungen etwas mühsam und aufwändig. Klopfe dir immer wieder auf die Schulter und lobe dich für dein Bemühen und die Fortschritte bei der Angstbewältigung.

Lobe dich selbst

Internet-basierte Behandlungsprogramme in Form von umfassenden kognitiven Trainings sind im Kommen und erreichen ein immer breiteres Publikum. Psychologen haben mittlerweile virtuelle Behandlungsprogramme zur Behandlung von Angststörungen und Depressionen entwickelt, die wissenschaftlich abgesichert sind. Studien zufolge nutzen immer mehr jüngere Menschen Selbsthilfe Apps, Websites, anonyme Online Chats, Krisentexte oder Online Beratung, um Fragen zur Gesundheit zu besprechen. Zur Selbstbehandlung der *sozialen Angst* liegen erste internet-basierte kognitive Verhaltenstherapie-Programme vor (iCBT – internet-based cognitive behavior therapy), die dem Vorgehen, das hier beschrieben wird, sehr ähneln. Sie klären über Angst und ihre Behandlung auf und helfen, Vorurteile gegenüber psychotherapeutischer Behandlung abzubauen.

Digitale Selbsthilfe

> ### Überblick über Veränderung von falschem Denken und Fehlinterpretationen
>
> Hast du häufig Bammel, dich vor anderen zu blamieren und abgewertet zu werden? Malst du dir das in multi-color aus? Damit ziehst du dich ganz schön herunter! Hör auf damit, weil es deine Unsicherheit und Gehemmtheit zementiert. Sorge dafür, dass Angstgedanken und Sorgen dich nicht verrückt machen. Schärfe dir immer wieder ein: Allein durch heftige Angstgedanken kann es *nicht zwangsläufig* zu Demütigung, Ablehnung und Rufmord kommen.

4

Fange an, in Gedanken freundlicher, fairer und ausgewogener mit dir umzugehen. Folgende kognitive Methoden helfen dir, weniger negativ zu denken und das Angsterleben in ruhigere Gewässer zu steuern:

- Denkfehler korrigieren
- Beweise suchen, um gefürchtete Katastrophen zu widerlegen
- Angstgedanken durch realistische Gegengedanken ersetzen
- Sich in Selbstgesprächen ermutigen und pfiffige Mut-Gedanken einsetzen
- Sichtbare, körperliche Symptome (Schweiß, Erröten, Zittern) realistischer bewerten
- Aufmerksamkeit weg von den Angstgedanken hin zu angstneutraler Wahrnehmung der Umgebung lenken
- Achtsamkeit üben
- Den schlimmsten Fall in der Vorstellung erproben und bewältigen
- Die persönliche Blamage bis zur Absurdität und Lächerlichkeit übertreiben
- Video-Feedback einholen und eigenes Bemühen anerkennen

Bei Konfrontationsübungen mit der Angst wirst du erleben, dass die Angst lange nicht so schlimm wird, wie es dir die Erwartungsangst einflüstert. Auch mit Konfrontieren entschärfst du dein Katastrophen-Denken.

4.4 Konfrontation entlang einer Angsthierarchie

Hier wird die wichtigste Vorgehensweise, um Angst unter Kontrolle zu bekommen, die Konfrontation und wie sie durchgeführt wird erläutert. Sie wird auch Exposition genannt. Konfrontieren bedeutet, immer wieder in Angstsituationen hineingehen und das Angstgefühl aushalten. Dadurch wird die Angst allmählich gehemmt.

Angstkonfrontation bedeutet, Angst zulassen und aushalten

Sobald du eine Angstsituation aufsuchst, tritt Angst auf. Bleibst du in der Situation, legt sie sich wieder von ganz alleine. Konfrontierst du dich immer wieder mit dem Angstgefühl, lässt es mit der Zeit spürbar nach. Vielleicht verschwindet die Angst sogar ganz. Zahlreiche wissenschaftliche Studien belegen, dass Konfrontation übersteigerte Angst hemmt.

Anfangs erfordert Konfrontation Mut

Mach es der Angst von nun an richtig schwer, über dein Leben zu bestimmen. Gib ihr keine Chance mehr. Sich der Angst konsequent stellen ist zu Beginn anstrengend und erfordert Entschlossenheit und Mut, weil der natürliche Reflex beim Angsterleben Flucht oder Kampf ist. Sich am Schopf packen, in die (unbegründete) Angst hineingehen und ihr standhalten ist anfangs eine echte Herausforderung. Fang deshalb am besten mit leicht erträglichen Situationen an (Angsthierarchie, ▶ Abschn. 4.4.1). Bei täglichem Üben ist es schon nach einigen Wochen wesentlich leichter, gefürchtete Situationen aufzusuchen. Du brauchst nun nicht mehr so viel Courage. Bleib dran, es lohnt sich wirklich, durchzuhalten.

> Mit der Zeit entsteht eine *neue Gewohnheit*, nennen wir sie ‚*die Angst beherrschen*‘. Was bedeutet Gewöhnung? Eine Gewohnheit entsteht, wenn der Mensch ein bestimmtes Verhalten immer wieder ausübt – wie sich einer gefürchteten Situation stellen (sofern keine wirkliche Gefahr besteht) und die Angst tolerieren. Geschieht das regelmäßig, gewöhnen wir uns daran und müssen uns nicht mehr jedes Mal mühsam zum Üben aufraffen. Unser Gehirn speichert das trainierte Verhalten. Mit der Zeit läuft das Gelernte immer ‚*automatischer*‘ ab. Genau dasselbe geschieht, wenn wir Gitarre regelmäßig üben oder Einrad-Fahren lernen. Gewöhnung setzt langsam und auf leisen Sohlen ein, ohne dass man es so richtig merkt. Das Üben gelingt zunehmend besser und flüssiger. Gewohnheiten lenken fast die Hälfte unserer Alltagshandlungen.

Es dauert aber, bis es zu einer stabilen Gewohnheit kommt. Wird der Lernprozess zur Bewältigung der Angst im ersten Jahr für einige Wochen unterbrochen (z. B. durch die Schulferien), ist die Angst bei manchen sofort wieder da und sie müssen sich ihr einige Tage erneut mutig stellen. Nach etwa 1–2 Jahren entsteht jedoch eine robustere Gewohnheit und die Angst bleibt gehemmt.

Gewohnheiten entwickeln erfordert Geduld

Du weißt, übertriebene Angst wird von der irrigen Grundüberzeugung gesteuert, dass etwas schrecklich Peinliches von katastrophalem Ausmaß geschehen könnte. Das ist eine Fehleinschätzung. Du musst dich vermutlich sehr überwinden, um deine Sicherheits-, Wohlfühl- oder *Komfort-Zone* zu *verlassen* und dich der Angst in verschiedenen Situationen zu stellen. Du kannst das Überwinden zu einer ersten Konfrontationsübung mit einem Sprung ins kalte Wasser an einem heißen Sommertag vergleichen. Zunächst kommt der Kälteschock. Nach kurzer Zeit wird es erträglicher und am Ende ist das Baden angenehm und erfrischend. So wie das Kälteempfinden geht beim Konfrontieren auch das Angstgefühl in einer Angst-

Überwinde dich!

4

Vermeiden blendet durch kurzen Angstrückgang

situation wieder zurück. Am Ende wirst du stolz wie Oskar sein (Lernkurve, S.).

Ängstliche Menschen *vermeiden* beharrlich Situationen, die Angst, Unbehagen oder Schmerzen hervorrufen, weil die Angst sich nach der Flucht ja sofort legt und Erleichterung eintritt. Dadurch entsteht der irrige Eindruck, Vermeiden werde mit dem Rückgang der Angst ‚belohnt‘. Das gilt auch für *Sicherheitsverhalten*: Mit Schminken, Ausweichen vor Blickkontakt oder Befragen von vertrauten Personen zur *Rückversicherung* („Kann ich mit der Frisur zur Schule gehen?") wird die Angst abgeschwächt. Vermeidungs- oder Sicherheitsverhalten beruhigt aber nur für den Moment. Langfristig bleibt die Angst bestehen und wird oft noch schlimmer.

> **Angst lässt sich weitgehend abbauen, Vermeiden ganz**
> Nicht immer geht die Angstbereitschaft mit Konfrontations-übungen vollständig zurück, dafür aber das Vermeidungs- und Sicherheitsverhalten. Grundsätzlich bleibt bei Personen mit ängstlich-scheuem Temperament zeitlebens eine gewisse Angstbereitschaft bestehen. Sie ist aber erträglich und beeinträchtigt die Person nicht mehr. Überwindest du dich immer wieder, dich trotz Erwartungsangst der Angst zu stellen, machst du Fortschritte und bringst die Angst immer besser unter Kontrolle. Bei der Konfrontation wirst du die Erfahrung machen, dass
> - deine Erwartungsangst *stärker* war als die Angst in der wirklichen Situation.
> - die Katastrophe nicht eintrat, obwohl du in die Angst hinein gegangen bist.
> - die Angst von ganz alleine wieder abgeflaut ist (Angstkurve, S.).
> - deine Überzeugung, dir drohe Abwertung oder Rufmord, mehr und mehr entkräftet wird.
>
> Stellst du dich der Angst im Alltag bei jeder Gelegenheit, möglichst täglich, nimmt sie schneller ab. Du erlebst immer wieder aufs Neue, dass deine Befürchtungen übertrieben und wirklichkeitsfern sind/waren. Irgendwann glaubst du dann daran, dass dir keine Blamage oder gar Rufmord droht.

4.4.1 Angsthierarchie als Leitschnur für die Konfrontation

Um vernünftig vorgehen zu können, musst du dir erst einen Überblick darüber verschaffen, in welchen Situationen du dich unbehaglich fühlst, was du an Sicherheitsverhalten einsetzt und was du alles vermeidest. Das Angsttagebuch hilft dir dabei (▶ Abschn. 4.1). Vielleicht flößen dir viele größere Gruppen oder das Zusammentreffen mit fremden Personen ein Gefühl von Unterlegenheit ein.

> Bringe alle Angstsituationen in eine Rangfolge entsprechend der Stärke deines Angstgefühls. Damit bildest du eine Angsthierarchie, die von leicht bis schwer gestaffelt ist. Ordne die Angstsituationen auf einer Skala von 1 (ganz schwach) bis 10 (ganz heftig) ein (oder von 1 % bis 100 %). An der Spitze der Angst-Pyramide oder -leiter steht die allerschlimmste Horror-Situation (Stufe 10 oder 100 %).

Hier ein Beispiel (◨ Tab. 4.2):

Eine Angsthierarchie ist ein *Handlungsplan* oder Leitfaden für Konfrontationsübungen. Die einzelnen Abstufungen der Hierarchie sind auch Teilziele für einzelne Konfrontationsübungen. Stelle dich in kleinen Schritten (*graduiert*) jeder Angststufe *von unten nach oben*. Halte die Angst jeweils aus, bis sie wieder zurückgeht oder ganz verschwindet. Sobald du die Angst in einer Angstsituation aushalten kannst, gehst du zur nächsthöheren Stufe der Angsthierarchie über.

Konfrontiere dich schrittweise

Falls du ungeduldig bist und schneller vorankommen willst, kannst du auch *massierte* Konfrontation machen und dich mit Angst überfluten. Dabei stellst du dich zuerst den schlimmsten Angstsituationen, indem du auf der Angsthierarchie umgekehrt *von oben nach unten* vorgehst. Eine andere Variante von massierter Konfrontation wäre, dich stundenlang verschiedenen Angstsituationen auszusetzen – am besten in Begleitung einer Vertrauensperson, die dich unterstützt und durchlotst.

Du kannst auch massiv in die Konfrontation gehen

Schrittweise und massierte Konfrontation bringen vergleichbar gute Ergebnisse. Eine Hemmung der Angst und Gewöhnung an die Freiheit von Angst treten bei beiden Vorgehensweisen jedoch erst nach längerer Zeit ein. Bei graduierter Konfrontation arbeitet die Zeit für eine größere Festigkeit der neuen Gewohnheit. Massierte Konfrontation geht schneller und kostet mehr Mut und Kraft, weil es zu heftiger Überflutung mit Angst kommt. Eine Gewohnheit stellt sich danach aber auch erst später, vielleicht nach 1 bis 2 Jahren, ein.

Neue Gewohnheiten brauchen viel Zeit

4

◩ Tab. 4.2   Angsthierarchie von Tobias, 16 Jahre. Tobias hat vor mehreren Situationen Angst, insbesondere vor Mädchen und Gruppen; er befürchtet, sich zu verhaspeln und lächerlich zu machen

Situation	Angststärke von 1 (schwach)–10 (stark)
Ein Gruppen-Referat vor versammelter Klasse halten	9–10
Ein attraktives Mädchen ansprechen	9
Mit Freunden abends ausgehen, wenn Mädchen dabei sind	8–9
Mit seinen Freunden über persönliche Gefühle reden	7–8
In größeren Gruppen seine Meinung vertreten; alleine ein Referat halten	6–7
In Arbeitsgruppen mit Mädchen etwas sagen	6
Mit Freunden – ohne Mädchen – etwas unternehmen	5–6
Alleine in der Mitte eines gut besuchten Bistros sitzen	5
Im Unterricht aufzeigen und antworten	4–5
In der U-Bahn mehreren Mädchen gegenüber sitzen	4
In öffentlichen Verkehrsmitteln neben Mädchen stehen	3

Die meisten sozial ängstlichen Personen fangen mit leichten Angstsituationen auf den unteren Stufen der Angsthierarchie an – manche in der Mitte. **Wichtig**: Angst muss bei der Konfrontation auftreten, um sie ertragen und allmählich hemmen zu können, sonst ist die Übung für die Katz. Entscheide dich, wo du beginnen willst, gib dir einen Ruck und stelle dich der Angst, ohne zu flüchten. Zustoßen kann dir nichts, du bist höchstens müde danach.

4.4.2 **Durchführung der Konfrontation**

Zu den wichtigen *Zielen der Konfrontation* gehört, Vermeidungs- und Sicherheitsverhalten vollständig abbauen und sich in unbehaglichen Situationen frei fühlen und sich dabei auch wohl fühlen.

Es gibt mehrere Möglichkeiten, Konfrontation zu machen,
- auf der *Vorstellungsebene*,
- mit einem *körperlichen Symptom* der Angst,
- erst in gespielten Angstsituationen (Rollenspiele) und anschließend in *realen Situationen*.

Diese Spielarten von Konfrontation können beliebig neben- oder nacheinander durchgeführt werden. Entscheidend ist, sich immer wieder dem Angstgefühl zu stellen und abzuwarten, bis es deutlich zurückgeht – *ohne abzubrechen*.

Ein Aufmerksamkeitstraining (▶ Abschn. 4.3) erleichtert dir das Konfrontieren. In der Situation legst du den Fokus von der negativen Selbstbeobachtung auf das Geschehen und auf Dinge in der Umgebung. Mit dem Verlagern deiner Aufmerksamkeit tritt die Angst in den Hintergrund.

Aufmerksamkeitslenkung hilft

- **Konfrontation auf der Vorstellungsebene („in sensu")**

Stelle dir bei geschlossenen Augen eine bevorstehende Angstsituation so lebhaft wie möglich vor. Versetze dich imaginär in die Angstsituation und erlebe sie mit allen Sinnen: Was siehst du? Hörst du? Riechst du? Wie ist die Temperatur? Schau dir das Umfeld an, registriere, wer alles da ist, was gesprochen wird, wie auf das, was du sagst (oder was andere machen), reagiert wird. Dabei kommt wahrscheinlich Angst in dir auf (wenn nicht, bringt die Übung nichts). Halte sie aus, bis sie zurückgeht.

Alle Sinne nutzen

Nun kannst du auf der Vorstellungsebene einüben, wie du dich in der vorgestellten Angstsituation mutig verhalten könntest, um sie zu bewältigen. Das ist eine Art *Probehandeln*, das dich sicherer macht.

Falls es dir nicht gelingt, dir das alles vorzustellen, könntest du einer vertrauten Person deine Angstsituationen schildern. Kommt dabei Angst auf, ist auch das eine gute Konfrontationsübung.

Genauso gut könntest du eine Angstsituation malen oder aufschreiben und dokumentieren. Stelle dar, wie unsicher du darin bist und wie du dich schämst. Wird dir unbehaglich dabei zumute, ist das nur gut, weil du diese Angst dann aushalten kannst. Lies die Dokumentation immer wieder durch oder male das Ganze so oft, bis es dir nichts mehr ausmacht und du gelassen dabei bleibst.

Manche machen sich gerne lustig über ihre Angst und zeichnen z. B. ein Angst-Comic, in dem sie sich und ihre Angst in Comic-Sprache verhohnepiepeln und mit knallenden, schnalzenden Worten auf die Angst einschlagen: „Dich kriege

Angst unterschiedlich kognitiv auslösen

4

ich schon klein, dir zeige ich es – slurp-burb-gurgle-gobble-wobble-smack-boing! oder Woof-purr-oink-whinnie-moo-pooh-baa-chirp-eek-bleet-hiss-glubs!" Das Grinsen und Lachen dabei erleichtert es dir und entspannt dich.

> Wie Studien zeigen, ist Konfrontation mit dem Angstgefühl in echten, realen Angstsituationen (übernächster Punkt) wirksamer als Konfrontation auf der Vorstellungsebene. Suche deshalb im Anschluss an imaginative Konfrontationsübungen auch *echte* Angstsituationen auf. Auf das Üben in der Vorstellung wirst du jedoch manches Mal angewiesen sein, weil Situationen wie Prüfungen oder Flugreisen sich vorher nicht so leicht zum Üben aufsuchen lassen.

Körperliche Angstsymptome: Peinlich oder lebensbedrohlich?

■ **Konfrontation mit körperlichen Symptomen der Angst („interozeptive" Konfrontation)**

Annähernd die Hälfte der sozial ängstlichen Personen bekommen *Panikanfälle* mit starken körperlichen Symptomen (▶ Abschn. 1.2). Körperliche Reaktionen sind oft Auslöser für panische Angst. Nur einige davon sind sichtbar – Zittern, Stammeln, Schwitzen, Erröten. Betroffene fürchten, andere könnten daran erkennen, dass sie Angst haben und sie für eine Memme halten. Manche treibt aber auch die Sorge um, gesundheitlich gefährdet zu sein. Dahinter steht häufig Todesangst.

Wie ist das bei dir? Kommen mit der Angst starke körperliche Missempfindungen auf wie Herzrasen, Hitzewellen oder Schwindel? Falls sie dich besonders beunruhigen, könntest du absichtlich einige körperliche Beschwerden und damit auch Angst hervorrufen. Halte die Angst aus. Damit schwächst du sie *und* die damit verbundenen körperlichen Beschwerden.

> **Übung**
> Körperliche Angstsymptome lassen sich bewusst auf folgende Weise hervorrufen:
> – *Herzrasen* durch Treppen rauf und runter rasen, Joggen, Liegestützen,
> – *Schwindel* durch herumwirbeln wie ein wild tanzender Derwisch,
> – *Hitzegefühle* (oft mit Erröten) durch heißes Duschen, Saunen, Sitzen im sonnengeheizten Auto, heiße Getränke, extrem warme Kleidung,
> – *Erröten* durch Sitzen mit dem Kopf zwischen den Knien, sodass dir das Blut in den Kopf steigt (beachte aber, wenn du danach sofort aufstehst, wird dir eventuell schwinde-

lig, weil das Blut dann wieder gleich in den unteren Körper absackt),

- *Derealisation*, Desorientierung, Verwirrung durch tiefes Schauen in deine Augen mithilfe eines Handspiegels aus 20 cm Entfernung (das ist übrigens auch eine gute Übung für Blickkontakt halten),
- *Zittern* und weitere physiologische Missempfindungen durch Anspannen aller großen Muskelpartien länger als eine Minute.
- Viele dieser körperlichen Missempfindungen treten auch bei absichtlichem Hyperventilieren auf (du atmest etwa 30 Sekunden lang ganz flach, hechelst wie ein Hund – mindestens 100 Atemzüge pro Minute). Du kannst auch 1–2 Minuten durch ein Strohhalm atmen (aber lieber nicht, wenn du Asthma hast oder gerade erkältet bist).

Konfrontation mit körperlichen Symptomen ist wiederum nur ergiebig, wenn wirklich Angst dabei auftritt. Halte die Angst mit den unangenehmen körperlichen Beschwerden aus, bis sie sich wieder von alleine legt. Führe die Übungen solange durch, bis dir die körperlichen Missempfindungen keine Angst mehr machen.

Kommen öfter Panikattacken bei sozialer Angst vor, wird von Angstexperten empfohlen, mehrfach Konfrontation mit den körperlichen Symptomen der Angst zu machen.

- **Konfrontation in realen Angstsituationen („in vivo")**

Planung der Konfrontationsübungen: Bereite deine Konfrontationsübungen entlang einer Angsthierarchie vor. Sie ist ein geeigneter Schrittmacher für das graduierte Vorgehen. Jede Stufe der Angsthierarchie stellt auch ein Teilziel dar. Wähle für die erste Konfrontationsübung eine Angstsituation, die dich zwar herausfordert, die du dir aber noch zutraust.

Als erste Konfrontationsübung lieber keine schwere wählen

Lege fest, was du in jeder Angstsituation erreichen willst (z. B. in Gesprächen Blickkontakt halten, laut und verständlich reden, eine bestimmtes Thema aufgreifen). Male dir vorher aus, wie du am besten vorgehen kannst und probiere es eventuell schon einmal imaginativ aus.

Das Vorgehen vorher planen

Begleitperson und Rollenspiele: Sollte der Schritt in die reale Angstsituation für dich noch zu schwer sein, dann probiere vorher die Konfrontationsübung im Rollenspiel mit einer Vertrauensperson aus. Der Angehörige oder Freund sollte

Rollenspiele sind ein sehr gutes Übungsfeld

4

Filmaufnahmen geben die beste Rückkopplung

Ansprechpartner reagieren entgegenkommender als gedacht

möglichst angstfrei sein und sich vorher gut über Angst und Konfrontation informiert haben. Nachdem ihr einige Rollenspiele gemacht habt, könnte er dich so lange in reale Angstsituationen begleiten und dich coachen, bis du es alleine schaffst. Gemeinsam sucht ihr nach Ideen zur Lösung schwieriger Situationen, z. B. wie du auf unverschämt dreiste Sprüche von anderen cool reagieren kannst.

Im Rollenspiel simuliert ihr eine von dir gefürchtete Gesprächs-Situation. Im Schonraum ‚wir tun nur so‘ wird es dir sicherlich gelingen, eine fremde Person anzusprechen, dich vorzustellen und sie zu interviewen. Du kannst soziales Verhalten in allen möglichen Situationen im Rollenspiel einüben. Mache das möglichst *videogeleitet* mit Tablet, Computer oder Handy. Es gibt wie erwähnt kein umfassenderes Feedback als das per Video. Da siehst du dein Stehvermögen und deine Körpersprache mit eigenen Augen. Viele sozial ängstliche Personen reagieren erleichtert, nachdem sie das erste Video gesehen haben, und meinen, ganz so schlimm war es ja wohl doch nicht. Video-Feedback überzeugt sie mehr als alles andere Feedback. (Manche scheuen jedoch anfangs aus Scham vor video-geleiteten Rollenspielen zurück.)

> Im video-geleiteten Rollenspiel (und auch vor dem Spiegel) kannst du das gewünschte Auftreten in einer prekären Situation einüben. Konfrontationsübungen in Rollenspielen verbessern deine Handlungsmöglichkeiten und erleichtern es dir, dich in realen Angstsituationen zu behaupten.

Erste Konfrontationsübung in realen Situationen: Lass dich nun auf die Konfrontation mit der Angst in einer echten Angstsituation ein, von der du meinst, sie sei einigermaßen überschaubar und kontrollierbar. Vielleicht überwindest du dich, ein Telefonat mit einer Arztpraxis, Behörde oder der Schulsekretärin zu führen. Oder du stellst dich zu einer Gruppe von Mitschülern in der großen Pause und hörst ihnen aufmerksam zu. Bleib die ganze Zeit über mit deiner Aufmerksamkeit beim Geschehen in der Situation – und nicht bei deiner leidigen Selbstbeobachtung und Selbstzensur. Vielleicht überwindest du dich und fragst jemanden in der Gruppe nach etwas ganz Belanglosem oder danach, was er (oder sie) zu einem Gesprächsthema meint. Schaue ihn freundlich an und sprich langsam und verständlich. Du wirst sehen, er reagiert anders, als du befürchtet hast – selbst wenn du erröten, stammeln oder Wortfindungsschwierigkeiten haben solltest. Er wird dich behandeln wie jeden anderen und sachlich antworten (► Abschn. 4.5.3).

Worst Case: Wappne dich vorsichtshalber vor jeder Konfrontationsübung in Gedanken für den schlimmsten Fall. Was könntest du tun, wenn eine pampige Antwort kommt? Sollte dich jemand auslachen, kritisieren oder anblaffen („Der wird ja rot", „Die ist aber wirklich anders") oder in einem Chat schreiben „Geh sterben", sage dir, das ist noch lange kein Weltuntergang. Solche negativen Reaktionen sprechen für sich und werfen ein schlechtes Licht auf die Person, die sich derart gehen lässt, nicht auf dich. Entgegne etwas. Suche dir dafür in Ruhe geeignete Sprüche, lerne sie auswendig, halte sie parat. Gar nichts zu erwidern bei aufrechter Haltung ist aber auch gut (Ignorieren).

Halte Entgegnungen auf aggressive Sprüche bereit

Dauer der Angst: Bei den meisten sozial ängstlichen Personen lässt die Angst binnen 5 bis 20 Minuten nach. Nur bei wenigen geht sie langsamer zurück, vielleicht nach 45 Minuten oder einer Stunde (Angstkurve, ▶ Abschn. 2.3). Bei einigen kann der Angstverlauf schwanken – die Angst geht immer wieder etwas zurück und schwillt dann erneut an. Die Betreffenden meinen dann irrtümlicherweise, sie würde ewig lange, Stunden andauern. Bei kurzen Begegnungen von ein oder zwei Minuten kann die Angst demnach kaum sofort weg sein, z. B. nach einem Telefonat oder mündlichen Beitrag im Unterricht. Die weichen Knie bleiben noch eine Weile. Wird die Konfrontationsübung mit Angst beendet, schränkt das die Wirkung von Konfrontation Untersuchungen zufolge nicht ein, denn die Person erlebt, wie die Angst anschließend doch noch verschwindet.

Angst geht von alleine zurück, aber nicht sofort

> Sollte die erste Konfrontation nicht auf Anhieb gelingen, gib nicht gleich auf. Unternimm möglichst zeitnah einen zweiten und dritten Versuch. Es heißt immer so schön, fällt jemand vom Gaul, soll man ihn sofort wieder drauf setzen. Wurde jemand wegen einer falschen Antwort von der Klasse ausgelacht, wäre es super, er würde sich erst recht gleich wieder melden. (Am besten lacht er lauthals mit.)

Konfrontiere dich von nun an regelmäßig: Die erste Konfrontationserfahrung stimmt fast alle sozial ängstlichen Personen zuversichtlich und motiviert sie, weiter zu machen. Sich nur ein- oder zweimal halbherzig der Angst stellen bringt aber viel zu wenig. Arbeite dich mit der Zeit an der Angsthierarchie systematisch hoch. Dich wird höchst wahrscheinlich die Angst beim ersten Konfrontationsversuch nicht gleich umgehauen haben. Du hast vermutlich sogar besser ‚funktioniert' als gedacht. Sag immer wieder, du musst bei Konfrontationsübungen beileibe nicht perfekt auftreten. Du solltest jedoch in die Gänge kommen und etwas riskieren.

Perfektionismus ist nicht gefragt

4

Bei jeder Gelegenheit Leute ansprechen

Nimm dir – neben dem planmäßigen Vorgehen per Angsthierarchie – zusätzlich vor, *dich bei jeder passenden Gelegenheit der Angst* zu *stellen*. Nutze sämtliche Möglichkeiten für Small Talk, die sich im Alltag spontan ergeben. Gib dir immer wieder einen Tritt und sprich Mitschüler auf dem Schulhof oder Leute auf Partys an, im Coffee Shop, an der Bus- oder S-Bahn-Haltestelle, in öffentlichen Verkehrsmitteln, an einer roten Ampel, im Fahrstuhl (wo es übrigens den meisten schwer fällt, etwas zu sagen) oder in Warteschlangen vor der Supermarktkasse oder im Wartezimmer eines Arztes. Beginne mit Grüßen und Fragen wie „Alles klar?", „Wie geht's?", „Kann ich helfen?" oder Bemerkungen wie „Nach Ihnen", „Au, riecht das gut" (▶ Abschn. 4.5.3).

Die subjektive Einschätzung ist entscheidend

Angstkognitionen: Achte jetzt genauer auf positive Signale in einer Angstsituation – auf das Interesse eines Gesprächspartners, ein Lächeln, einen freundlichen Blick – anstatt dich wie gewohnt der negativen Selbstbeobachtung hinzugeben. Konfrontationsübungen verändern negative Grundüberzeugungen, z. B. dass dich alle für „blöde" oder „inkompetent" halten, denn du erlebst immer wieder, dass dir die Leute anders begegnen als du erwartet hast. Das gibt dir einen Motivations-Schub, weiter zu machen. Mit der Zeit wird dir immer klarer: „Nicht die reale Situation ruft Angst hervor, sondern wie ich darüber denke und sie bewerte".

Aufmerksamkeit weg von Angstgedanken und Mut-Killern

Achte während der Konfrontation darauf, dass sich Angstgedanken nicht wieder durch die Hintertür hineindrängen. Negative Gedanken und Bewertungen würden die Wirkung der Konfrontation schmälern und deine Angst aufrechterhalten. Kicke missliche Gedanken („Die werden mich ablehnen") sofort weg oder ersetze sie durch ermutigende Gegengedanken (▶ Abschn. 4.3). Richte deine Aufmerksamkeit bewusst nach außen auf das Geschehen um dich herum. Das erleichtert dir die Konfrontation. Nimm das ganze Umfeld in Augenschein. Höre den Leuten zu, schau, was sie machen und fühle dich in sie hinein. Studien zeigen eindrucksvoll, wie sich Angst mit gerichteter Aufmerksamkeit besser kontrollieren lässt (Aufmerksamkeitstraining, ▶ Abschn. 4.3).

Sei beweglich und veränderungsbereit

Soziale Situationen sind komplex: Jede soziale Situation ist ein bisschen anders und nicht vorhersehbar, weil die Leute sich immer wieder anders verhalten. Bei Angstsituationen wie dem Fahrstuhlfahren ist das nicht so, denn Fahrstühle fahren verlässlich und vorhersehbar (na ja, außer sie bleiben mal stecken …). Falls eine Situation, die du üben wolltest, nicht zustande kommt, weil deine Zielperson nicht erschienen ist, dann sei flexibel und schau dich um. Womit könntest du dich sonst noch im Umfeld konfrontieren?

Angst tritt manchmal stärker auf

Wir erleben gute und schlechte Tage: Falls du an einem Tag wieder unvorhergesehen heftige Angst bekommen solltest, lass dich nicht von ihrer Wucht – und deinem Erschrecken – einschüchtern. Auch sie geht wieder von alleine zurück. Nach Monaten der Ruhe kann durchaus erneut ein heftiger Angstanfall auftreten. So schrecklich er vom Erleben her auch sein mag, es bedeutet nicht gleich einen schweren Rückfall in die totale Angst. Vielleicht ist der nächste oder übernächste Tag wieder ein guter Tag. Lass dich nicht abschrecken oder aus dem Konzept bringen und stell dich weiterhin der Angst.

Nicht zu viel auf einmal: Achte auf deine Kräfte und übernimm dich nicht, indem du zu viel auf einmal machst, denn Konfrontation ist anstrengend und verheizt Energie. Nicht dass du irgendwann den Punkt erreichst, wo nichts mehr geht und du nur noch aufgeben willst. Halte aufmerksam nach Alltagsbelastungen („Stress") Ausschau und versuche, sie erträglicher zu gestalten. Regeneriere dich regelmäßig mit Gesundheitsverhalten (▶ Abschn. 4.6). Solltest du dich überfordern, könnte die Angstbereitschaft wieder leichter ansteigen und du wärst sicherlich sehr enttäuscht.

> Gehe sorgsam mit deinen Kräften um

Lässt sich die Angst mal nicht aushalten: Nimmt bei einer Konfrontationsübung die Angst einmal panische Ausmaße an, hättest du mehrere Möglichkeiten. Du könntest für heute abbrechen, weil du einen schlechten Tag erwischt hast. Oder du legst eine kleine Pause ein und beruhigst dich erst einmal. Dann machst du dieselbe Übung noch einmal. Oder du gehst auf deiner Angsthierarchie eine oder mehrere Stufen zurück und wiederholst eine leichtere Übung, die du schon mal mühelos geschafft hast. Hilfreich ist es immer, deine negativen Gedanken („Ich werde es nie schaffen") und Überzeugungen bezüglich der Angst und ihren Folgen gründlich zu bearbeiten und zu verändern.

> Man darf auch mal zwischendurch aufgeben

Übersteigerte Selbstkritik: Achte darauf, dir *im Nachhinein* nicht alles schlecht zu reden („Das war wieder nichts", „Ich habe mich wie ein Vollidiot benommen"). Diese automatisch aufkommenden negativen Abwertungen sind Futter für die Angst. Vermutlich rühren sie von überhöhten Ansprüchen und pessimistischem Denken her. Sag dir stattdessen immer wieder aufs Neue etwas ähnliches wie „Kein Mensch kann sich immerzu perfekt verhalten", „Sei froh, dass du die schwierige Situation überhaupt gemeistert hast". Beachte überhaupt mehr, was dir alles gelingt.

> Registriere Erfolge statt Misserfolge

Ausweiten (Generalisieren) der Angstbewältigung: So wie sich Angstinhalte bei vielen ängstlichen Personen auf mehrere oder wenige ähnliche Situationen ausweiten können – z. B. die Angst vor Hunden auf alle Tiere mit Fell – kann es auch zum Generalisieren beim Angstabbau mit Konfrontieren kommen. Traut sich jemand endlich, am mündlichen Unterricht teilzunehmen, könnte es sein, dass er von nun an auch in anderen

> Erste Fortschritte können generalisieren

4

Gruppen müheloser sprechen kann. Vorhersagen lässt sich das nicht. Aber man kann darauf hoffen. Konfrontiere dich vorsichtshalber lieber mit allen Angstsituationen.

Verlauf der Angstbewältigung

Bestimme dein eigenes Tempo bei der Konfrontation. Es dauert länger und erfordert viel Übung und Geduld, bis es zu einer stabilen Hemmung und damit Kontrolle der Angst kommt. Fremdsprachen lassen sich ja auch nicht von heute auf morgen lernen. Manche Angstsituationen bewältigst du im Nu, bei anderen dauert es gefühlt „ewig" – Wochen, Monate. An schlechten Tagen machst du geringere Fortschritte, zwischendurch erlebst du Rückschritte. Wenn du ein Angsttagebuch führst, kannst du den Angstverlauf wunderbar verfolgen. Du wirst sehen, er ist niemals gradlinig.

Gib nicht auf, bevor die Angst nicht so weit unter Kontrolle ist, dass du absolut nichts mehr vermeidest. *Verhänge dir ein Vermeidungs-Tabu.* So komisch es klingt, auch wenn du nichts mehr vermeidest, dauert es noch eine ganze Weile (1 Jahr mindestens), bis du dich so richtig *an das Freisein von Angst gewöhnt* hast. Dann wirst du endlich unbeschwert leben können (das gilt auch für diejenigen, die in kurzer Zeit mit massierter Konfrontation vorangekommen sind).

Unter größerem Stress könnte sich alles wieder ändern, denn die Neigung zu Angsterleben ist in dir angelegt. Achte sorgfältig darauf, dass du bei erneuter Unruhe nicht wieder vermeidest oder zu Sicherheitsverhalten greifst, weil sonst die Angst wieder zunimmt.

4.4.3 Ideen für Konfrontationsübungen und Verhaltensexperimente

Vielleicht helfen dir folgende Anregungen ein wenig auf die Sprünge und erleichtern dir, *Konfrontationsübungen* zu planen und durchzuführen:

Kontakte in sozialen Netzwerken: Viele unsichere und sozial ängstliche Personen, insbesondere jüngere, beschränken ihren sozialen Umgang zunehmend auf virtuelle Welten. Es fällt ihnen leichter, dort Menschen zu begegnen. Einige wenige trauen sich aber nicht, eigene Beiträge zu posten und etwas von sich Preis zu geben. Denn sie befürchten, uninteressant zu wirken und auf Ablehnung zu stoßen. Wenn dir das auch schwer fällt, dann überwinde dich und versuche, in den sozialen Netzwerken mehr über dich zu berichten – nicht gleich Intimitäten, sondern welchen Aktivitäten du gerne nachgehst, welche Musik du magst, was du liest, spielst und vielleicht welche Weltanschauung und Meinungen du vertrittst.

Neigst du auch hier wieder dazu, dich mit anderen einseitig zu vergleichen, indem du nur die Stärken deiner Chatpartner wahrnimmst und bei dir nur die Schwächen? Lass dich nicht von Neid auffressen, du fühlst dich nur noch unzulänglicher. Was auf Plattformen vermittelt wird, ist oft nur ein Teil der Wahrheit. Die anderen sind nicht immer die tollen Hechte, als die sich einige gerne darstellen. In den sozialen Medien zeigen sie sich im denkbar besten Licht, imponieren gewaltig und brüsten sich, viele Freunde zu haben und alles Mögliche zu können. Lass dich von solchen Typen nicht blenden und einschüchtern. Beim näheren Kennenlernen erscheinen sie meist in einem anderen Licht.

Bleibe sachlich beim Vergleichen

Gehe vor allem nicht das Risiko ein, in den Foren besonders offen und entgegenkommend – aus Sehnsucht nach Beziehungen – zu sein. Besonders sensible Informationen über dich solltest du nur vertrauenserweckenden Adressaten schicken und möglichst auch nur so, dass sie sich wieder löschen oder zumindest verändern lassen. Poste lieber keine sexy Fotos und gib nicht leichtfertig persönliche Daten wie Handy-Nummer, Anschrift oder Passwörter weiter. Leider fallen einige aus Unsicherheit und Unerfahrenheit immer wieder auf Verlockungen von fragwürdigen Typen im Netz herein und werden übers Ohr gehauen. Manche lassen sich dazu drängen, verfängliche Fotos, Styling- oder Dichtkunstversuche zu veröffentlichen, weil sie attraktiv rüberkommen wollen. Sie werden dann ohne ihr Wissen weitergegeben. Nicht selten wird das zum Bumerang mit peinlichen Rückkopplungen wie überzogener Kritik und Hohn, der sie zutiefst verletzt.

Schütze dich vor Rufmord im sozialen Netz

Die Vorteile von sozialen Medien sind indes unbestritten: Sie helfen scheuen Menschen, sich auf Kontakte im realen Leben vorzubereiten (können sie aber nicht ersetzen). Dort werden immer wieder Bekanntschaften und Lust auf eine face to face Begegnung gemacht. Des Öfteren entstehen daraus wunderbare Freundschaften und Partnerschaften. Wenn du im Netz jemanden triffst, den du persönlich kennen lernen möchtest, wäre es gut, du würdest dich absichern und ein erstes „Schnupper-Treffen" an einem öffentlichen Ort, z. B. im Café, vereinbaren. Gleich privat bei dir zu Hause oder draußen im Wald ist nicht gut, du könntest einem Betrüger oder Lustmolch in die Hände fallen.

Soziale Medien als Übungs-feld für Kontaktversuche

Verhaltensexperimente: Als Konfrontationsübung bieten sich schließlich noch ungewöhnlich *schräge Dinge* an. Achte darauf, wie viel Aufmerksamkeit du damit hervorrufst und wie die Leute reagieren. Das wird dich in Zukunft sicherer auftreten lassen.

4

Mut zu äußerlichen
Auffälligkeiten

Fang ganz simpel an, dich lächerlich zu stylen oder etwas absichtlich falsch zu machen. Verlasse mit zerzaustem Haar das Haus, mit einer Jacke falsch herum, zwei verschiedenen Schuhen oder einem besonders dämlichen Käppi. Vor solchen Blödel-Experimenten bist du sicherlich nervös, weil das für dich schon reichlich ungewöhnlich ist. Überwindest du dich und gehst es mutig an, werden einige um dich herum grinsen und sich amüsieren, andere schauen vielleicht etwas irritiert und mit erhobener Augenbraue. Die meisten werden sich aber kaum darum scheren, länger schauen, hämisch grinsen oder dich zur Schnecke machen.

Sei einmal absichtlich laut
oder starrköpfig

Mehr Mut erfordern besonders auffallende Verhaltensexperimente in der Öffentlichkeit wie laute Selbstgespräche, schallendes Gelächter, Rufen oder Singen. Mach das mal auf einer Fußgängerstraße, in einem Bistro, einer Halle oder in einem Fahrstuhl. Das wird zunächst ein richtiger Challenge sein, denn dir fällt es wahrscheinlich nicht leicht, laut zu sein. Überwinde dich. Finde heraus, ob die Leute mehr machen, als nur kurz herzusehen und vielleicht den Kopf zu schütteln. Du kannst auch gegen eine Glastür laufen, auf einer Treppe stolpern oder in der Öffentlichkeit laut telefonieren. Oder du fragst jemand Fremdes, ob er ein bestimmter Musiker, Schauspieler oder sonst ein bekannter Star wäre. Du erntest Stutzen, Auflachen oder Kopfschütteln, mehr nicht (der Gefragte könnte sich sogar geschmeichelt fühlen). Ganz schwierig ist es, sich ins Café zu setzen und ein Glas Leitungswasser zu bestellen, ausdrücklich kein Mineralwasser, auch kein stilles. Du wirst sehen, das ist ein richtiger Angang, denn hierzulande gibt es Leitungswasser höchstens zur Kaffeebestellung. Versuche es trotzdem, bestehe darauf. Frage, warum nicht. (In den seltensten Fällen bekommst du es.) Solche einfachen Übungen erfordern Mut. Anfangs kannst du das mit einer Freundin zusammen machen. Mit der Zeit wirst du dich bei solchen Mutproben amüsieren.

Verschreibe dir übertrieben
peinliches Verhalten

Du kannst schließlich noch absichtlich das für dich peinlichste Verhalten in übertrieben zeigen, von dem du befürchtest, dass du dich damit unsterblich blamierst. Im Sportunterricht könntest du zappeln wie ein Hampelmann oder in der Deutsch-AG stammeln und stottern. Daraufhin starren dich alle an. Manche halten dich tatsächlich für ober seltsam in dem Moment. Was soll's, mehr passiert nicht. Hast du Angst davor, dass andere bemerken könnten, wie du zitterst, dann zittere in einer Gruppe absichtlich mit den Händen. Oder gehe (nach dem Joggen) verschwitzt hin, falls du Angst hast, durch übermäßiges Schwitzen unangenehm aufzufallen. Beobachte, welche Konsequenzen dein simuliertes ‚Panne-Verhalten' hat, ob die Leute es überhaupt bemerken und wie sie daraufhin reagieren. Sich zu so einem übertriebenen Verhalten überwinden erscheint anfangs sehr schwer. Es dann tatsächlich zeigen ist dann lange nicht so schwer, so unglaubwürdig es klingt. Probier es aus.

Hier sind noch weitere Anregungen für auffallendes Verhalten und Mutproben:

- Zu spät kommen (zur Schule, auf eine Party, zu einem Date)
- Vor jemandem etwas fallen lassen (Geldbeutel, Sonnenbrille)
- Einen Raucher bitten, das Rauchen einzustellen, oder einen Autofahrer, den laufenden Motor auszuschalten
- Im Restaurant etwas bestellen, was nicht auf der Menükarte steht, oder deine Wahl mehrmals ändern und umbestellen
- Jemanden auf der Straße nach dem Weg fragen und ihn danach bitten, es dir nochmals zu erklären
- Im Fahrstuhl fremde Personen ansprechen
- In die falsche Toilette gehen.

Je häufiger du Verhaltensexperimente machst, desto mehr erlebst du, dass die meisten lieben Mitmenschen weder bitterböse noch ablehnend reagieren, sondern eher amüsiert. Dadurch wird sich deine Überzeugung, andere halten dich grundsätzlich für peinlich und unmöglich, verändern. Du erfährst, dass es gar nicht schlimm ist, Fehler zu machen oder komisch auszusehen. Im Gegenteil, es ruft oft ulkige, erheiternde Reaktionen hervor.

Verhaltensexperimente korrigieren negative Erwartungen

> **Fazit**
>
> **Konfrontation mit der Angst** ist die wichtigste Vorgehensweise zur Bewältigung von Angst. Flankiert wird sie von Aufklärung über Angst, Bearbeitung der Katastrophengedanken, Training der Aufmerksamkeit sowie Stärkung der sozialen Fähigkeiten (▶ Abschn. 4.5) und des Gesundheitsverhaltens (▶ Abschn. 4.6). Konfrontation hemmt die Angst. Gleichzeitig stärkt sie soziale Fähigkeiten und das Selbstbewusstsein.
>
> Konfrontation solltest du regelmäßig in unterschiedlichen Angstsituationen, jeweils lange genug und ohne Flucht oder Absicherung durchführen, damit du erlebst, wie die Angst immer wieder nachlässt. Konfrontieren kannst du dich in der Vorstellung, in Rollenspielen, in echten Situationen und sogar mit einem körperlichen Symptom der Angst. Schließlich kannst du noch Mutproben mit lustigen Verhaltensexperimenten machen.
>
> **Alternativ: Du machst absolut nichts gegen die Angst.** Vermutlich verbarrikadierst du dich dann wegen Versagensangst bei der Vorstellung von Walks of Shame immer mehr in

4

> deinem Kinderzimmer (in Japan heißt das Hikikomori), prökelst dir Stöpsel ins Ohr, hörst Sound Tracks zum Selbsthass, guckst Depri-Filme auf dem Monitor und schaltest bei jeder Aufforderung zu Real Talk auf Lowkey und Aufschieberitis um. Na, Prosit.

4.5 Stärkung der sozialen Fähigkeiten

Jeder Mensch ist als Teil der Gesellschaft ein soziales Wesen. Soziale Kontakte sind grundlegend wichtig für psychisches Wohlbefinden, Gesundheit und sogar die Lebenserwartung. Soziale Fähigkeiten (oder soziale Kompetenzen, „soft skills") sind bei sozial ängstlichen Personen mehr oder weniger *gehemmt*. Viele schrecken davor zurück, sich mit weniger vertrauten Mitmenschen auseinander zu setzen, zu konkurrieren oder zu streiten. Soziale Fähigkeiten wie Kontaktaufnahme, Kommunikation und Kooperation erleichtern es, Konfrontationsübungen durchzuführen, und auf längere Sicht das Eingehen von intensiveren Beziehungen und Freundschaften.

Freundliches Verhalten signalisiert Aufgeschlossenheit

Wendet sich jemand einem anderen zu in der Absicht, ihn kennen zu lernen, grüßt und spricht er ihn freundlich an und stellt dabei mit einem Lächeln Blickkontakt her, erleichtert ihm das eine erste und weitere Kontaktaufnahmen. Ist jemand zurückhaltend, schaut weg und wechselt womöglich sogar die Straßenseite, um einer Begegnung auszuweichen, wird ihm das als unhöflich, wenn nicht sogar als ablehnend ausgelegt. So erwirbt man sich keine Freunde. Jeder braucht aber Freunde, auf die er sich stützen und verlassen kann, um in einer Gesellschaft besser leben zu können. Um welche zu finden, muss er sich sozial kompetent verhalten.

Wann ist jemand ‚sozial kompetent'?
Eine Person gilt als sozial fähig, wenn sie
- *kommunizieren* und auf andere zugehen, zuhören, offen und respektvoll sein und den eigenen Standpunkt verständlich und überzeugend vertreten kann, wenn sie einfühlsam ist und ein Gespür für Mitteilungen in Mimik, Gestik und Verhalten von anderen hat.
- *team- und kooperationsfähig* ist, mit anderen gerne zusammenarbeitet und sich mit ihnen über gemeinsame Erfolge freuen, Hilfe annehmen, Hilfestellung geben und

manchmal auch die eigenen Wünsche für das Gemeinwohl zurückstellen kann.

- *kritikfähig* ist, Verständnis zeigen, beispielsweise wenn andere etwas falsch machen, sich Kritik am eigenen Verhalten und auch Lob anhören und andere mit wirklichkeitsnahen Argumenten kritisieren kann, ohne persönlich zu werden.
- *konfliktfähig* ist, andere Meinungen gelten lassen, eigene Wünsche ruhig und verständlich ansprechen, ein Gespür für aufkommenden Streit entwickeln und sich um Ausgleich bemühen kann.
- *selbständig* ist, sich Informationen telefonisch/Online einholen, Termine vereinbaren, Alltägliches (wie pünktlich sein, Mahlzeiten einnehmen, Schulmaterial und Kleidung einkaufen) organisieren und Initiative bei der Planung einer Party, Arbeitsgruppe oder Unternehmung ergreifen kann.
- *verantwortungsvoll* ist bei Aufgaben in der Schule, zu Hause und in Freizeitgruppen und auf sich und andere aufpassen kann, ohne Risiken einzugehen.
- *durchhaltefähig* ist, sich nicht entmutigen lässt, sobald Schwierigkeiten auftreten, und begonnene Aufgaben erst dann abschließt, nachdem sie vollständig erledigt sind.

In der Regel verfügen sozial ängstliche Menschen über viele dieser Fähigkeiten. Allerdings sind sie mehr oder weniger verhaltensgehemmt. Sie bremsen sich selbst aus, indem sie ihr Verhalten in der Öffentlichkeit von vornherein verurteilen. Weil sie unsicher sind, wie sie auf Leute zugehen, Kontakt aufnehmen und sich behaupten sollen, stecken die meisten den Kopf lieber in den Sand.

Infolge ihrer Zurückhaltung üben sie sich zu wenig in ihren sozialen Fähigkeiten. Der richtige Umgang mit den lieben Mitmenschen ist kompliziert und erfordert jahrelanges Üben – genauso wie Tanzen, professionelles Jonglieren oder alpines Klettern. Vor lauter Unsicherheit sind viele sozial ängstliche Personen in schwierigen Situationen verkrampft, gehemmt und manchmal auch ungeschickt.

In den nächsten Abschnitten werden wichtige soziale Fähigkeiten genauer beleuchtet mit Blick darauf, wie sie sich optimieren lassen. Gestärkte soziale Fähigkeiten und Umgangsformen machen die Person handlungsfähiger und selbstsicherer. Sie erleichtern es ihr auch, Konfrontationsübungen durchzuführen.

Verhaltenshemmung behindert das Üben von sozialen Fähigkeiten

4

4.5.1 **Zuhören**

Angst steigert die selektive
Wahrnehmung

Kommunizieren ist ein wechselseitiger, interaktiver Prozess. Alle hören zu und sagen auch mal etwas. Sobald sozial ängstliche Personen in Erregung geraten, hören sie schon nicht mehr richtig zu, weil sie gedanklich mit sich und ihrer Angst beschäftigt sind, „Alle sehen, dass ich Schiss habe". Viele überlegen dann ganz verzweifelt, was sie um Himmels Willen bloß sagen könnten. Das lenkt sie ab, sodass sie von den Gesprächen oft nur das aufnehmen, was in ihren Ohren nach Kritik und Abwertung ihrer Person klingt (selektive Wahrnehmung). Die meisten vergleichen sich mit Anwesenden, die sie attraktiv finden, denen sie aber nicht die Hand reichen können, wie sie meinen („Die ist viel besser angezogen als ich", „Der spricht druckreif und ich stammle nur so blöde herum").

Ablenkung in Gesprächen
begünstigt Fehlverhalten

Sozial ängstliche Personen sind somit oft abgelenkt, hören schlechter zu und bekommen viele Mitteilungen gar nicht mit oder nur zum Teil. Sie sind einfach nicht ganz bei der Sache. Dann darf es einen nicht wundern, dass sie sich öfters unangemessen verhalten – etwas Unpassendes sagen oder nicht reagieren, wenn es von ihnen erwartet wird. Zudem reden einige zu angestrengt, zu laut oder zu leise. Manche sagen dagegen immer nur ja und stimmen allem zu, um nicht unangenehm aufzufallen oder die Anwesenden zu verstimmen. Es kommt ihnen erst gar nicht in den Sinn, dass sie gerade dadurch auffallen. Viele ihrer Gesprächspartner gewinnen den Eindruck, sie wären gelangweilt, abgelenkt oder gefühlsmäßig distanziert und würden deshalb nicht richtig zuhören.

> **Wie lässt sich das Zuhören verbessern?**
> Höre Personen, die gerade sprechen, aufmerksam zu und halte Blickkontakt. Frage nach, falls du etwas nicht verstanden hast. Hörst du gut zu, kannst du das Gehörte auch mit eigenen Worten wiedergeben („Meinst du …?"). Sag dem Gesprächspartner zwischendurch einmal das, was du verstanden hast, und schau, ob er daraufhin nickt. Er freut sich, wenn er dein Bemühen sieht, ihn zu verstehen. Hast du es nicht ganz getroffen, was er sagen wollte, formuliert er es klarer für dich. Du verstehst ihn auch besser, wenn du gleichzeitig auf seine Gefühle achtest, die er beim Reden zeigt. Wirkt er begeistert, fröhlich, zufrieden oder eher irritiert, deprimiert, gelangweilt?
> Übrigens: Wenn du dich ganz auf das Gespräch konzentrierst, ziehst du deine Aufmerksamkeit von deiner vermaledeiten negativen Selbstbeobachtung ab und steigerst dich weniger in Angst hinein (Aufmerksamkeitstraining).

4.5.2 Körpersprache

Jeder kommuniziert ohne Worte (non-verbal) mit seiner Art der Körpersprache. Viele scheue Menschen können in Situationen, in denen sie verängstigt sind und sich unwohl fühlen, wenig oder überhaupt nichts sagen. Aus Verlegenheit weichen sie Blickkontakt aus und schauen meist mit versteinertem Gesichtsausdruck zu Boden. Etliche lassen die Schultern hängen, halten sich abseits oder lehnen sich mit verschränkten Armen weit zurück. Ohne es zu beabsichtigen, signalisieren sie mit ihrer abgewandten Körperhaltung, dass sie nicht in Kontakt treten wollen („Haltet Abstand zu mir"). Entsprechend wenden sich viele von ihnen ab. Es ist angenehmer, auf lächelnde Personen einzugehen, die einen anschauen und freundlich sprechen. Für sozial ängstliche Personen ist die Reaktion auf ihr Abwenden die Bestätigung für ihre Haupt-Befürchtung, auf Ablehnung zu stoßen („Die wollen nichts von mir wissen", „Die mögen mich nicht"). Ihren eigenen Anteil und was sie dazu beitragen erkennen sie nicht.

Körpersprache signalisiert Nähe und Distanz

Was tun?
Bemühe dich beim Umgang mit anderen um eine offene Körpersprache. Achte in deinen Konfrontationsübungen besonders darauf.

- Nimm zu Passanten auf der Straße oder in öffentlichen Verkehrsmitteln Blickkontakt auf. Schaue sie aber nicht starr und durchbohrend an, sondern lass den Blick hin und her schweifen und immer wieder zu ihnen zurückkehren. Anhaltendes Anstarren wird als übergriffig erlebt. Leute anschauen und beobachten, wie sie auftreten und sich verhalten, wird dir anfangs schwerfallen. Nach einigem Üben ist es leichter.
- Achte auf eine aufrechte Haltung im Stehen und im Sitzen, lass die Schultern nicht hängen, wende deinen Oberkörper dem Gesprächspartner zu, anstatt dich nach hinten zu verziehen. Halte Arme und Hände locker und gestikuliere beim Reden genauso wie du das Zuhause machst.
- Grüß Bekannte aus der Ferne mit freundlichem Nicken und Lächeln, signalisiere so auch Zustimmung.
- Stell dich auf dem Schulhof zu den Mitschülern, die dich interessieren, oder setze dich zu ihnen in der Mensa oder im Bus und höre ihnen gut zu. Nach einer Weile wirst du auch etwas zu sagen haben.
- Geh mimisch mit bei dem, was andere erzählen. Zeig Gefühle wie Staunen, Heiterkeit (lach mit), Freude, Entsetzen oder Mitgefühl.

4

> **Video-geleitete Übungen**: Lass dich von einer Vertrauensperson beim Umgang mit anderen auf Video aufnehmen, sodass du im Nachhinein deine Körpersprache mit eigenen Augen begutachten kannst. Was du daran veränderst, kannst du ebenfalls per Video verfolgen und anschließend noch weiter verbessern. Fällt dir das schwer, dann übe es erst einmal in videogeleiteten Rollenspielen mit einem Freund, Geschwister oder Elternteil.

4.5.3 Gespräche führen

In Gesprächen wird wechselseitig gesendet und empfangen. Jeder versucht, den anderen zu verstehen, seine Gefühle zu erkennen, auf die eigenen zu achten, entgegenkommend zu sein und selbst nicht zu kurz zu kommen mit Gesprächsbeiträgen und bei dem, was vereinbart wird. Das alles ist schon ziemlich kompliziert.

Gespräche beginnen und auch beenden ist für sozial ängstliche Menschen meistens ein Gräuel. Aus Verlegenheit sprechen viele leise und undeutlich, manchmal stockend und in abgehackten Kürzeln. Läuft sich das von ihnen mühsam angebahnte Gespräch rasch tot, weil sie keinen Gesprächsstoff mehr finden, erleben sie das als klägliches Scheitern und weichen erst recht vor weiteren Unterhaltungsversuchen aus.

Gespräche beginnen und aufrechterhalten ist schwer

Infolge ihrer geringen Übung im sozialen Umgang verhalten sich manche gelegentlich sonderbar. Entweder sie treten forscher auf als nötig oder sie merken unter Anspannung nicht, wo die Grenze zwischen vertraulicher Mitteilung und respektvoller Zurückhaltung liegt. Manche wiederholen sie Dinge mehrfach, weil sie unbedingt verstanden werden wollen. Einige entschuldigen und rechtfertigen sich bei jeder Gelegenheit und machen sich damit unverhältnismäßig klein und mickrig.

Manchmal rasten einige aus

Bei innerer Erregung lassen sich Gefühle weniger gut beherrschen, vor allem dann nicht, wenn starke Angst in Wut umschlägt und eine sozial ängstliche Person schier außer sich gerät. Ab und zu rutschen ihr dann deftig bis aggressive Sprüche heraus, mit denen sie Gesprächspartner vor den Kopf stößt. Oder sie brüllt etwas laut und stürmt wutentbrannt aus dem Raum.

- **Was kann am Kommunikationsverhalten verbessert werden?**

Die Fähigkeit, auf Leute zu zugehen, sie anzusprechen, sich mit ihnen zu unterhalten und dann wieder aus dem Gespräch auszusteigen, ist eine Voraussetzung dafür, Beziehungen einzugehen. Damit haben die meisten sozial ängstlichen Personen ihre Schwierigkeiten.

> *Gespräche* lassen sich nach der Begrüßung mühelos mit Fragen *einleiten*. Genauso gut kannst du beim Abreißen des Gesprächsfadens mit der einen oder anderen Frage die Unterhaltung voranbringen. Übe das. Wo triffst du am ehesten auf Leute, mit denen du ein Gespräch beginnen kannst? Eigentlich überall, bei den Besuchern deiner Eltern oder Geschwister, bei Nachbarn, unterwegs in Läden, öffentlichen Verkehrsmitteln, auf dem Schulweg, Schulhof, in der Mensa, auf Familien-, Abi- oder Geburtstagsfeiern usw. Es schadet auch nicht, wenn du dir vorher das eine oder andere Thema überlegst, über das du sprechen könntest.

Du kannst dich jederzeit auf der Straße bei fremden Menschen nach einer Bushaltestelle, Straße oder nach der Uhrzeit erkundigen („Können Sie mir bitte sagen, wie spät es ist?" – „Vielen Dank") und das so lange üben, bis du das ganz unaufgeregt schaffst. Gehe auch auf Nachbarn und Mitschüler zu und begrüße sie (hörbar) mit „Hallo" oder „Tschüss". Frage sie, „Wie war dein Wochenende?", „Mochtest du den Film?", „Hast du einen Tipp für eine App?". Halte dich in der Schulpause oder auf einer Party an die eine oder andere Gruppe, in der über Dinge geredet wird, die dich interessieren. Hör gut zu, teil dich mit, sobald dir eingefallen ist, was du sagen kannst, und vertrete deine Meinung.

Etwas fragen fällt den meisten Menschen relativ leicht. Sozial ängstliche Personen werden dennoch mehr oder weniger erregt, sodass Fragen für sie auch wie eine Konfrontationsübung ist. Nach einigem Training wird es zur Gewohnheit, sich mit Fragen an andere zu wenden, und wenn es nur das übliche „Na, wie geht's?" ist. Diese Höflichkeitsfloskel ist ein Türöffner, der den Einstieg in *Small Talk* erleichtert. Small Talk ist das Öl auf dem Weg zur Vertiefung von Gesprächen. Indirekt wird damit häufig signalisiert, „Ich mag dich", „Wir haben dieselbe Wellenlänge".

Übe, fremde Leute anzusprechen

Meistens kommen mit der Zeit etwas anspruchsvollere Themen von ganz alleine auf – Tagespolitik, Weltanschauungsfragen, Musik, Sport, Familie, Beziehungen, Schule, Beruf. Im Zuge dessen traust du dich dann auch mehr, Gefühle zu äußern und Persönliches von dir Preis zu geben. Warte aber lieber eine Weile, bevor du jemandem Intimes anvertraust (wie peinliche Mobbing-Erfahrungen, sexuelle Erlebnisse oder deine Angstproblematik). Erzähle lieber nicht zu freimütig (oder aus Übermut nach dem ersten Überwinden deiner Hemmungen) von dir und deiner Familie – oder aus dem drängen-

Mit der Zeit erst intimere Gespräche

4

Sozial ängstliche kommunizieren zu vage

Verständlich und verbindlich kommunizieren

den Wunsch heraus, Freundschaften rasch zu schließen. Einem Gesprächspartner muss man erst vertrauen können und wissen, wie er tickt. Achte zudem darauf, ob er seinerseits bereit ist, Intimes mitzuteilen. Taste dich heran. Das gilt besonders für Bekanntschaften in sozialen Netzwerken. Es dauert eine Weile, bis wir herausfinden, wie andere mit vertraulichen Informationen umgehen, ob sie diese für sich behalten können oder sie arglos, wenn nicht hinterhältig, verbreiten. Vertrauen aufbauen erfordert oft viel Austausch und Zeit.

Wie sozial ängstliche Personen kommunizieren: Sie teilen sich meistens nur *passiv* mit, indirekt und unverbindlich, weil sie nicht unangenehm auffallen wollen. Weil sie verhaltensgehemmt sind, trauen sie sich nicht, Nähe zu suchen, eigene Bedürfnisse anzumelden, sich abzugrenzen oder auch mal Nein zu sagen. Wenn sie sprechen, dann oft sehr leise. Viele bleiben lieber *unverbindlich* („Wir können uns ja mal zu einer Arbeitsgruppe verabreden"). Da ihre Gesprächspartner häufig nicht verstehen, was sie genau wollen, wenden sie sich ab.

Geraten sie innerlich unter gewaltigen Druck, können einige von ihnen regelrecht verschroben reagieren und auch zornig werden. Dann fordern sie heraus und beschuldigen ihre Gesprächspartner („Du bist so verdammt egoistisch und rücksichtslos"). Natürlich fühlen die sich vor den Kopf gestoßen und wollen nichts mehr mit ihnen zu tun haben.

■ **Tipps für die Gesprächsführung**

Sich von Anfang an klar, direkt und konstruktiv mitzuteilen, egal ob es sich um sachliche oder persönliche Themen handelt, wird als angenehme Kommunikationsweise erlebt. Das erleichtert befriedigende Absprachen zwischen allen Beteiligten („Wollen wir zum Thema Umweltschutz eine Arbeitsgruppe bilden und gemeinsam darüber referieren?"). Es wirkt auch förderlich auf die Person zurück, die mehr Respekt gezollt bekommt und in ihrer sozialen Identität stabilisiert wird. Studien zeigen, dass Jugendliche, die ihre Gefühle differenziert, klar und verständlich zum Ausdruck bringen können, weniger Selbstwertprobleme nach belastenden Lebensereignissen entwickeln.

> **Folgende Hinweise können hilfreich sein, um *Gespräche* zu beginnen und zu *beenden***
> — *Höre* einer Person *aufmerksam zu* und signalisiere ihr mit Nicken, „aha" und „ja" bei entsprechendem Gesichtsausdruck, dass du ihr folgen kannst. Frage nach, wenn dir etwas unklar ist. Sie wird das eher begrüßen und für Interesse am Thema und an ihrer Person halten.

- Achte auf deine *Körpersprache*: Rede laut und verständlich, schau die Person dabei an und wende dich ihr mit dem ganzen Körper zu, ohne die Arme zu verschränken.
- *Entgegne* nach Möglichkeit immer wieder etwas und/oder frage nach. Kommunizieren ist ein wechselseitiger Prozess, bei dem es hin und her geht.
- Achte darauf, ob du aus Nervosität *langatmig* und ohne Punkt und Komma *redest*. Oder sprichst du kaum und gehst auch nicht in die Details? Das lässt wenig Interesse an deiner Person und eher Langeweile aufkommen. Sprich auch nicht nur ausschließlich über dich. Teile aber deine Gedanken, Ansichten und Gefühle mit – „Ich habe mich so gefreut!", „Das Getränk ist mir zu süß". Berichte vom vergangenen Wochenende, von sportlichen Erlebnissen, neuen Spielen und Filmen, die du toll findest, oder äußere dich zu politischen Tagesereignissen.
- Sei zurückhaltend mit *körperlicher Berührung*. Solange du sie noch nicht näher kennst, fasse fremde Personen nicht gleich an oder umarme sie stürmisch.
- Sage bei passender Gelegenheit, was du gut an deinem Gesprächspartner findest, z. B. was er trägt, dir mitteilt oder wie er sich verhält. Sei ehrlich und *lobe* weder übertrieben häufig, noch zu wenig oder überhaupt nicht. Wenn jemand dir etwas Nettes sagt, danke ihm mit warmem Blick, schau nicht verlegen auf den Boden. Die lobende Person freut sich, wenn dir das Lob gefällt. Ebenso wie *Loben* ist *Lob annehmen können* ist auch eine soziale Fähigkeit.
- *Setz dich* mit deinen Bedürfnissen und mit Redebeiträgen auch *durch*, wo immer es sein muss. Sei vorsichtig bei Personen, von denen du weißt, dass sie schnell ungehalten und wütend werden, sonst kommt es vielleicht zum Streit. Bitte so jemanden höflich um das, was du willst, z. B. die Musik herunterdrehen oder die paar Euro zurückgeben, die du ihm neulich geliehen hast. Trau dich auch, Nein zu sagen, wenn du etwas nicht machen willst, z. B. ein Shirt in einer Farbe kaufen, die allen anderen, nur dir nicht gefällt.

Fragen genauer beleuchtet: Gespräche lassen sich also ganz gut mit Fragen beginnen, intensivieren und verlängern („Hast du die Serie oder das Fußballspiel … gesehen? Wie fandst du sie?", „Dein Schal gefällt mir, er hat so schöne Farben – wo hast du ihn her?"). Mit dem Fragen schneidest du immer wieder neue Themen an und signalisierst außerdem Interesse an dem, was andere dir mitteilen und was sie darstellen möchten.

Mit Fragen in Gespräche einsteigen und sie verlängern

Es gibt zwei Sorten von Fragen. Zum einen ‚geschlossene' Fragen, auf die nur ein „Ja" oder „Nein" folgen muss, z. B. „Bist du heute zur Schule gegangen?". Auf ‚offene' Fragen,

Offene Fragen sind besonders geeignet

4

„Wie war's heute in der Schule?", muss schon mehr gesagt werden, meistens kommen dann Antworten in ganzen Sätzen, sofern der Gesprächspartner nicht maulfaul ist und nur „Ganz O.K." oder „Wie immer" sagt. Offene Fragen sind Türöffner, die Gespräche besonders gut in Gang bringen können. Meistens fangen sie mit „Warum oder Wie" an. (Eine Ausnahme: Auf „Wie geht's?" antworten die meisten nur mit „Gut".)

Sobald das Gespräch ins Stocken gerät, kannst du mit weiterem Fragen neue Themen anschneiden, vorausgesetzt du hast den Eindruck, der Gesprächspartner ist an der Weiterführung des Gesprächs genauso interessiert wie du.

Ausstieg aus einem Gespräch: Jedes Gespräch geht irgendwann zu Ende, wenn jemand es besonders eilig hat oder wenn alles gesagt worden ist. Dann besteht momentan kein Interesse mehr an einem weiteren Austausch. Schön wäre es, wenn der mutmaßliche Wunsch des Gesprächspartners und sein Redebedarf ebenfalls beachtet würden. Studien zufolge dauern Gespräche meistens länger, als gedacht, und werden später beendet, als von beiden Gesprächspartnern gewünscht.

Beende ein Gespräch freundlich, sage beispielsweise, „Schön, dass ich dich getroffen habe, aber jetzt muss ich mich beeilen", oder „Ich muss um … Uhr dort sein, wir sehen uns hoffentlich bald wieder". Auch auf einer Party kannst du das Gespräch diplomatisch mit einer Ausrede oder kleinen „sozialen Notlüge" beenden, um auch mit anderen ins Gespräch zu kommen – „Ich muss mal kurz verschwinden", „Oh, dem Karl muss ich noch etwas ganz Wichtiges sagen", „Ich hab Laura (der Gastgeberin) versprochen, ihr zu helfen".

Gespräche mit salonfähiger Ausrede beenden

Einige sozial ängstliche Personen reagieren überempfindlich, wenn sie so eine Ausrede hören. Sie erleben das als Abfuhr, fühlen sich brüskiert und glauben, der Gesprächspartner halte sie für fade und uninteressant. Mit solchen Sprüchen möchte jemand in der Regel aber bloß ein Gespräch beenden. Er hat nicht gleich etwas gegen dich. Hierzulande gehört das zur Gesprächskultur. Im Übrigen kannst auch du manche Gespräche so beenden.

> **Fazit**
> Rede mehr mit anderen. Teile dich spontan mit, wo immer es passt, ohne zu zögern und ohne herum zu drucksen. Sprich so klar und direkt, wie es die Situation erlaubt, und fühle dich in deine Gesprächspartner hinein. Beende ein Gespräch unter einem Vorwand, sonst ist vielleicht kein Ende in Sicht.

4.5.4 Leute kennen lernen und Beziehungen anbahnen

Aufbau von Freundschaften: Es gibt mehrere Möglichkeiten, ohne größeren Aufwand Menschen kennen zu lernen. Am leichtesten ist es, sich anderen anzuschließen und regelmäßig mit ihnen etwas zu unternehmen - in einem Sportverein, Fitnessstudio oder an einer Fremdsprachenschule (Yoga-, Kampfsport- oder rhythmische Gymnastikkurse).

Such dir eine Gruppe in deiner Schule, an der Volkshochschule, in einem Jugendheim oder online, möglichst eine, die sich wöchentlich trifft. Du könntest einen Mal-, Theater-, Tanz-, Rhetorik- oder Computerkurs buchen, in einen Chor gehen, dich einer politischen Gruppe wie „Fridays for Future" oder einer Selbsthilfegruppe anschließen. Denkbar wäre auch, eine Jugendgruppen-Reise zu buchen. Oder du suchst dir einen Job. Überall wirst du Leuten begegnen, mit denen du immer wieder ins Gespräch kommen kannst oder sogar musst.

Schlage nach einer Weile einer dir sympathischen Person, die du bei solchen Aktivitäten kennen lernst, einen Café-Besuch oder etwas Ähnliches vor. Du könntest ihr auch Musik-CDs leihen, sie mit etwas Selbstgebackenem überraschen oder sie zu einem gemeinsamen Filmabend einladen. Bei einem Besuch probiert ihr dein oder sein neuestes Spiel aus und hört deine oder seine Lieblings-Musik. Vermutlich bietet deine Bekanntschaft dir auch einmal etwas an oder lädt dich zu sich nach Hause ein. Mit der Zeit entsteht eine engere Beziehung und vielleicht sogar eine Freundschaft.

Willst du Mitschüler oder andere Jugendliche näher kennen lernen, dann halte dich häufiger in den Pausen in ihrer Nähe auf, grüße freundlich, schaue sie immer wieder an, lächle bisweilen und hör zu, was sie sagen. Frage interessiert nach, um das Gespräch in Gang zu bringen. Nach etlichen Begegnungen könntest du fragen, ob ihr euch treffen könnt, um gemeinsam zu lernen oder um zusammen zu einer Sportveranstaltung oder ins Kino zu gehen.

Verabredung vorschlagen

Natürlich ist nicht jeder erste Kontaktversuch sofort stimmig und bahnt eine freundschaftliche Beziehung an. Nach etwas näherem Kennenlernen liegt dir manchmal dann doch nicht so viel an einer Person. Oder umgekehrt, sie will nichts mehr

4

mit dir zu tun haben. Zweifle deshalb nicht gleich an dir und kreide dir das nicht schon wieder als „totales Versagen" an. Vermutlich passt ihr einfach nicht zusammen. Suche weiter nach einem möglichen Sparringspartner, gib nicht auf. Irgendwann wirst du noch auf sympathische Typen stoßen, mit denen du dich auf Anhieb gut verstehst.

Anbahnen von erotischen Beziehungen: Besonders schwer fällt es etlichen sozial ängstlichen Personen, mit jemandem zu *flirten*, den oder die sie attraktiv finden oder in den sie sich verknallt haben. Sie trauen sich nicht, die angehimmelte Person anzuschauen, anzusprechen, geschweige denn zu *daten* und ‚mit ihr zu gehen'. Dabei wünschen sie es sich sehnlichst. Die allermeisten wagen es eher, in den Partnerbörsen der sozialen Netzwerke nach möglichen Partnern, die ähnliche Interessen und Werte haben, Ausschau zu halten. Immer mehr betreiben Net-Working, um Gleichgesinnte zu finden. Studien zufolge besuchen vor allem die 17- bis 20-Jährigen zunehmend häufiger *virtuelle Partnerbörsen*.

Internetkontakte gelten als gutes und inzwischen sehr beliebtes Sprungbrett für das Anbahnen von erotischen Freundschaften. Einigen sozial ängstlichen Personen fehlt allerdings der Mut, sich mit einem Chat-Partner zu einer *persönlichen Begegnung* zu verabreden. Wie schon besprochen ist Vorsicht geboten. Studien zeigen, dass gut zwei Fünftel der Netzwerkbesucher – nach eigenen Angaben – nicht ganz ehrlich sind bei der Kontaktaufnahme und mehr oder weniger prahlen. Ihre Versuche, unter Angabe falscher Tatsachen einen in die Irre zu führen - und das wird erst später bemerkt - ist ärgerlich, enttäuschend und beschämend zugleich. Merkwürdig und manchmal gefährlich wird es, wenn einem virtuelle Gesprächspartner vorschnell und treuherzig persönliche Daten anvertrauen. Nicht selten wird man selber mit verführerischen Angeboten zu etwas gelockt, z. B. zu einem gemeinsamen Video-Dreh oder zu Sehnsuchtsartikel-Geschenken. Solche fragwürdigen Nutzer und Verführer werden mittlerweile zunehmend angeklagt, nachdem sie ahnungslose Minderjährige, denen sie über Social-Media-Kanäle etwas vorgemacht haben, unter Druck setzen, sexuell missbrauchen oder ausrauben wollen oder dies bereits getan haben.

Online-Dating

Erste Verabredungen zum näheren Kennenlernen an einem realen Ort sollten entsprechend vorsichtig geplant werden – nur am helllichten Tag und in einem öffentlichen Raum unter vielen anderen Menschen (in einem beliebten Stadt-Park bei Tageslicht oder zu einem Bummel durch die City). Bloß nicht privat zu Hause, womöglich noch in Abwesenheit der Eltern. „Böse Buben und Mädchen" hätten da ein leichtes Spiel.

> Sicherlich ist ein gewisses Maß an Skepsis und Vorsicht beim Online-Dating angebracht. Die Wahrscheinlichkeit ist aber groß, über diesen Weg jemanden kennenzulernen, der eine ähnliche Wellenlänge hat und mit dem es zu einer guten Interaktion kommt.

4.5.5 Selbstsicherer werden, Konflikte lösen und sich mehr behaupten

Sozial ängstliche Personen gehen gerne Streit und Konflikten aus dem Weg. Wenn andere sich fetzen, fühlen sie sich häufig hilflos. Das ist auch so, wenn sie ausgenutzt werden und z. B. Aufgaben zugeschoben bekommen, die andere nicht erledigen wollen. Sie machen das oft nur deshalb mit, weil sie Angst davor haben, sonst schlecht beurteilt zu werden. Umgekehrt, immer zu kneifen, ist auch keine gute Lösung, denn dadurch ändert sich ja nichts, sodass negative Gefühle wie anhaltende Wut, Scham, Enttäuschung und Hilflosigkeit weiterhin brodeln.

Sozial ängstliche Personen drücken sich vor Streit

Besser wäre es, sich respektloses Verhalten von anderen zu verbitten und mehr Entgegenkommen und Unterstützung von ihnen einzufordern. Kommt nämlich keine Gegenwehr, hacken aggressive Typen bei jeder Gelegenheit immer weiter auf der unsicheren Person herum. Falls du in der Richtung schlechte Erfahrungen gemacht hast, ducke dich nicht weg, sondern tritt nun selbstbewusster und fordernder auf (zu Hause geht es doch auch).

■ Selbstbild aufpolieren

Wie ist es um dein Selbstwertgefühl und Selbstbild bestellt? Nicht so gut? Wer von sich überzeugt ist und ein überwiegend positives Selbstbild hat, wird ungehemmt zeigen können, wozu er fähig ist. Selbstbewusste Menschen respektieren sich selbst. Sie können von guten Eigenschaften berichten, die sie an sich sehen und sind weniger vom Feedback anderer abhängig als sozial ängstliche Personen, die sich in Persönlichkeitsfragebögen viele negative Eigenschaften zuschreiben.

Selbstbewusste Menschen achten sich selbst

> Das *Selbstwertgefühl* hängt von verschiedenen Einflussgrößen ab: Wurde das Kind in seiner Familie besonders viel kritisiert und wenig unterstützt? Welche Neigungen und Interessen

4

wurden gefördert? Wie waren die schulischen Leistungen? Gab es viel Konkurrenz unter den Geschwistern? Wie wurden Aussehen, Leistung und Wertvorstellungen des Kindes von seinen Nahestehenden beurteilt? Achtet eine sozial ängstliche Person nur auf einen dieser Aspekte, z. B. auf das Aussehen oder auf die eigene Leistungsfähigkeit („hässlich", „Versager"), hat sie ein recht schwaches Selbstwertgefühl, ist unsicher, verletzbar und darauf bedacht, ihre Unsicherheit und Angst zu verbergen. Menschen mit einem belastbaren Selbstbewusstsein können persönliche Schwächen akzeptieren und werden nicht so schnell von Kritik umgehauen.

Die Antworten auf folgende Fragen können dir helfen, dein Selbstbild klarer zu konturieren und etwas aufzupolieren. Wenn du sie schriftlich beantwortest, machst du die Übung gründlicher. Bleib dabei auf dem Boden der Wirklichkeit, übertreibe nicht und staple auch nicht zu tief.

— Was findest du an deinem Verhalten gut – deinen Wertvorstellungen, deinem Aussehen – und was weniger gut (*Selbstbild*)? Nicht nur Negatives, sondern ausgewogen Pros und Kontras aufzählen.

— Wie, glaubst du, sehen dich andere (*Fremdbild*)?

— Was ist wohl der mieseste Eindruck, den die Leute von dir haben könnten (schwach, dumm, langweilig, unsympathisch, gestört)?

— Wie möchtest du am liebsten gesehen werden (cool, offen, freundlich, entgegenkommend, kompetent, witzig)?

Schüchternheit kommt oft gut an

Was glaubst du, könntest du noch weiter verbessern? Einzelne Verhaltensweisen lassen sich ändern, das Temperament und deine gesamte Persönlichkeit aber eher weniger. Im Übrigen musst du nicht gleich alles an dir ummodeln. *Schüchternheit* ist nämlich gar nicht so nachteilig. Sie rührt andere oft – wenn etwa über Intimitäten unter Gleichaltrigen geredet wird oder beim Gespräch mit Autoritätspersonen (Schuldirektor oder Chef deines Vaters). Im Kontakt mit solchen Persönlichkeiten wartet man besser ab und versucht nicht gleich, zu sagen, wo's längs geht, oder dem Gegenüber auf die Schulter zu klopfen. Da ist Schüchternheit gerne gesehen.

Viele sind mal scheu, werden deswegen aber nicht abgelehnt

Abgesehen davon bist du nicht der Einzige auf der Welt, der scheu und gehemmt ist. Schau dich mal um, andere reagieren auch unsicher und sind befangen. Beobachte Bekannte, Mitschüler, Freunde in herausfordernden Situationen, z. B. wenn sie ohne sich zu melden vom Lehrer aufgerufen werden oder mit fremden Mädchen oder Jungen, auf die sie insgeheim scharf sind, reden sollen. Verhalten sie sich wirklich immer so lässig und cool wie du meinst? Achte auf ihr

Verhalten, ihre Kommentare und Körpersprache. Du wirst sehen, auch sie haben mitunter Schwierigkeiten, nicht nur du. Vergiss nicht: Schüchternheit rührt Sympathien und wird in der Regel sozial akzeptiert.

- **Soziale Fähigkeiten stärker zeigen**

> Gib dir Mühe, mehr aus dir heraus zu gehen und dich bei Gleichaltrigen, Lehrern und unbekannten Personen zu behaupten (der Familie gegenüber kannst du's ja). Sag offen, was du gerne hättest, äußere deine Wünsche, fordere mehr. Schau Gesprächspartner an, sprich verständlich, ohne zu nuscheln, und sei freundlich. Wähle Worte, mit denen du selbst gerne angesprochen werden möchtest.

Übe Kritik: Werte beim Kritisieren den anderen nicht vorwurfsvoll ab, weil er sauer oder verletzt reagiert („Du hast mir die CD noch immer nicht gebracht", „Auf dich ist kein Verlass", „Du quatschst ja ununterbrochen"). Kritisiere diplomatisch in *Wunschform* („Gibst du mir bitte die geliehene CD wieder?", „Ich wäre froh, du würdest zwischendurch Luft holen und mich das mal sagen lassen"). So bittest du um etwas ganz Konkretes und übst *konstruktiv* Kritik. Der andere weiß daraufhin genau, was du willst. Du hast ihn zudem nicht abgewertet und klingst auch nicht ungehalten oder vorwurfsvoll.

Probiere das aus. Du könntest z. B. Jugendliche, die im Kino beim Hauptfilm hinter dir laut quatschen, bitten, etwas leiser zu sprechen („Seid doch bitte leiser!"), anstatt sie anzufauchen, wie laut sie wären (darauf würden sie vermutlich giftig reagieren und erst recht weiter machen). Oder bitte einen Klassenkameraden, seine speckige Tüte von deinem Heft zu nehmen (anstatt ihn anzublaffen, „Iiiieh, du Ferkel, nimm die ekelige Tüte weg" – der wäre erst mal angesäuert und nicht so gut auf dich zu sprechen). Bringst du deine Bitten oder Wünsche in sachlich-freundlichem Ton hervor, wird dem auch meistens entsprochen. Du erntest dann auch weniger patzige Entgegnungen. Wenn doch, ignoriere sie.

Bitte jemanden konkret um etwas, ohne ihn abzuwerten

Behaupte dich mehr: Nehmen wir an, ein Mitschüler, der dir nicht sonderlich freundlich gesonnen ist, übergeht dich beim Referat-Verteilen. Das ärgert dich maßlos. Nimm dir vor, diese Kröte nicht einfach zu schlucken. Sag ihm, dass du nicht einverstanden bist – aber ohne ihn dabei persönlich ‚zur Sau zu machen' („Ich finde es nicht gut, dass ich beim Gruppenreferat nicht dabei bin. Ich hatte mich doch als erster gemeldet"). Reagiert er nicht, dann setze ihn stärker unter Druck („Mich interessiert das Thema und ich möchte unbedingt mit-

Fordere deine Rechte resoluter ein

4

machen. Ihr seid nicht zu viele, das geht doch"). Lenkt er noch immer nicht ein, kündige Konsequenzen an („Sorry, dann muss ich den Lehrer bitten, das zu regeln"). Ziehst du das konsequent durch, wirst du erfolgreich sein.

Setz dich durch. Sage Leuten, die dich geärgert haben, freundlich, aber bestimmt, was dich stört und dass du das geändert haben möchtest. Teile ihnen mit, was du genau haben möchtest und vielleicht auch, welche Auswirkungen das hätte. Dazu ein Beispiel mit weiteren Hinweisen:

> ▶ **Beispiel**

- Gib erst einmal wortwörtlich wieder, was geschehen ist und was jemand zu dir gesagt hat – „Bei unserem Streit hast du behauptet, ich wäre zu feige, meine Meinung zu sagen, nur weil ich es mit niemandem verscherzen wolle".
- Teile mit, welche Gefühle das in dir ausgelöst hat: „Das hat mich fürchterlich geärgert", „Ich war geschockt, verletzt, dass du mich für so feige hältst". Die Person merkt nun, was ihre Bemerkung in dir ausgelöst hat. Manchmal wird entgegnet, „Das kann doch nicht sein". Aber sei gewiss, deine persönlichen Gefühle sind da und können von anderen nicht geleugnet werden.
- Falls du dich wahnsinnig aufgeregt hast, dann warte lieber, bis deine Wut sich gelegt hat. Sprich die Person(en) dann erst an. Sie sollte sich ebenfalls beruhigt haben, bevor du dich an sie wendest. Sonst wird einer (du oder sie oder beide) fuchsteufelswütend und verliert die Kontrolle leichter. Im Nachhinein würdest du dich über den Streit ärgern und dich auch schämen. Warte lieber eine halbe Stunde, besser mehrere Stunden oder einen ganzen Tag, bevor du mit dieser Person ein klärendes Gespräch führst. Überlege zudem, ob der Anlass wichtig genug ist für den ganzen Aufwand.
- Mach der Person klar, was du gerne hättest: „Warum fragst du mich beim nächsten Mal nicht erst einmal nach meiner Meinung?" Damit übst du nur indirekt Kritik und stößt den anderen nicht total vor den Kopf. Mit so einer konstruktiven Kritik signalisierst du gleichzeitig, was du haben möchtest. Würdest du die Person offen kritisieren und sie oder ihr Verhalten abwerten („Du hast mich ganz schön fertig gemacht"), würde sie sich angegriffen fühlen, in Rage geraten, auf Abwehr gehen und Streit beginnen.
- Die meisten nehmen zu konstruktiver Kritik auf entsprechend sachliche Weise Stellung. Versuche, die Sichtweise des Gesprächspartners zu verstehen. Frag nach, wenn dir etwas unklar ist. Versuche nicht, ihm seine Meinung auszureden und alles besser zu wissen. Vermutlich bleibt ihr dann beide ruhiger und seid kompromissfähiger.

▬ Falls du dir so ein offenes Gespräch noch nicht zutraust, kannst du der Person auch eine überlegt formulierte Mail oder SMS schicken. Zwar kneifst du wieder vor einer offenen Auseinandersetzung, machst aber wenigstens einen ersten Schritt in die richtige Richtung. Später könntest du dich Face to Face mit der Person auseinander setzen, und vorher dir dafür einige wichtige Sätze zurechtlegen (die du vor dem Spiegel einüben kannst). Im Notfall bittest du eine Freundin, das Gespräch zu moderieren und dir anschließend Feedback zu geben. Den möglichen Gesprächsverlauf könntet ihr vorher durchsprechen und im Rollenspiel einüben. ◄

Nein sagen: Verlangt jemand etwas von dir, was du nicht machen willst, sag ruhig und bestimmt „Nein". Mach überhaupt das, was du für sinnvoll und notwendig hältst, verweigere es z. B. konsequent, dabei mit zu machen, jemanden im Kurs zu ärgern. Finde auch etwas nicht gut, was deinen Wertvorstellungen widerspricht. Sei nicht scheinheilig. Du kannst es begründen, musst es aber nicht.

Wenn du nicht willst, sag Nein

Gespräche beginnen: Fällt es dir schwer, unbekannte Situationen aufzusuchen und fremde Personen anzusprechen, dann gib dir einen Ruck und spring über den eigenen Schatten, gehe vermehrt auf Leute zu und beginne ein Gespräch (mit Fragen), auch oder gerade wenn du denkst, du schaffst es nicht. Höchst wahrscheinlich klappt es doch (was fast immer der Fall ist). Das bringt dich ins Staunen, warte es ab. Leute bei jeder Gelegenheit ‚anquatschen' könnte zu einer Dauer-Mutprobe oder zu einem Spiel werden – mach das auf offener Straße, beim Warten in einer Schlange oder im Wartezimmer beim Arzt, in öffentlichen Verkehrsmitteln oder Fahrstühlen (da schweigen die Leute sowieso meistens). Suche Blickkontakt zu einzelnen Personen, lächle und frage einfach irgendetwas.

Sprich Leute an, frage sie nach etwas

Selbst wenn du ängstlich erregt bist, kannst du sehr wohl die Gesellschaft von anderen aufsuchen und dich mit ihnen unterhalten. Keiner kann in dich hineinsehen und mitbekommen, dass du Angst hast. Es geht an erster Stelle darum, immer wieder die Erfahrung zu machen, dass nichts Schlimmes passiert, wenn du dich (innerlich erregt oder gelassen) mit Fremden austauschst – bis es dir unter die Haut und selbstverständlich von der Hand geht. Du kannst im Übrigen jedes Gespräch sofort beenden, wenn du dich extrem unwohl fühlst. Denk aber an deinen *vermeidenden Bewältigungsstil*. Bekämpfe diesen Vermeidungsdrang und überwinde dich, wo immer es geht. Dabei ist ein Aufmerksamkeitstraining sehr hilfreich (► Abschn. 4.3).

Auch bei Erregung nichts vermeiden

Unangenehme Gespräche: Leg dir einige passende Themen und Formulierungen für Gespräche in besonders unbehaglichen Situationen zurecht. Du trittst dann selbstsicherer auf.

Wappne dich für schwierige Gespräche

Erwarte kein super perfektes Verhalten von dir, achte nur auf die Basics – Blickkontakt und freundlichen Gesichtsausdruck. Kreuze die Arme nicht so viel aus Befangenheit und höre den Leuten genau zu.

- **Hier sind einige Anregungen für praktischen Übungen in verschiedenen Alltagssituationen:**
  - Solltest du ungern in Anwesenheit anderer Leuten trinken oder essen, dann gehe häufiger ins *Café und Restaurant*. Konzentriere dich darauf, was du alles machen könntest, anstatt auf das, was schief gehen könnte. Wenn ihr zu mehreren seid, ergreife die Initiative und winke die Kellnerin herbei. Schaue sie freundlich an und bitte um die Speisekarte. Egal, ob du dabei rot wirst oder stammelst, *bringe es zu Ende*. Sollte sie zu früh zur Bestellungsaufnahme kommen, sag ihr, du würdest ihr signalisieren, wenn ihr so weit seid. Du könntest auch nach Inhaltsstoffen der einzelnen Speisen fragen oder danach, was sie empfehlen würde. Bestelle erst einmal Getränke. Sei vorsichtig mit Alkohol; er dämpft zwar die Angst erfolgreich, ist aber ein Sicherheits- oder Vermeidungsverhalten, das die Angst aufrechterhält. (Bei häufigem Konsum besteht zudem Abhängigkeitsgefahr.)
  - Wenn du das Essen orderst, könntest du gleich für deine Begleitung mit bestellen. Als weitere Übung könntest du die Bedienung nochmals rufen und Eis für ein Getränk bestellen oder sie bitten, den Ingwertee nochmals aufzuwärmen. Achte auf die Gespräche, sei bei der Sache, schaue deine Begleiter an, nicke hier und da und sage auch immer wieder etwas. Falls dir vor lauter Nervosität ein Glas umfällt oder du mit der Soße kleckerst, mach kein großes Aufsehen, das kann schließlich jedem passieren. Bitte am Ende um die Rechnung, besprich mit den anderen, ob einer für alle oder jeder für sich bezahlt. Hast du das ein- oder zweimal durchgestanden, geht dir das wesentlich leichter von der Hand. Bald wird es dir sogar Spaß machen, mit anderen etwas trinken oder essen zu gehen.
  - Wende dich beim *Einkaufen* in diversen Läden an die Verkäuferin und frage, wo du etwas Bestimmtes findest, wo die Umkleidekabinen sind und ob du das Gekaufte auch umtauschen könntest, falls dein ‚Geschenk‘ der beschenkten Person nicht gefällt. Als Übung könntest du eine CD oder einen Schal kaufen und später wieder zurückgeben. Du kannst die Übung erschweren, indem du der Verkäuferin sagst, du hättest den Zahlungsbeleg leider nicht mehr oder die ursprüngliche Verpackung wäre bereits entsorgt. Vielleicht gelingt es dir, sie zu überreden, die Ware zurück zu

nehmen. Vielleicht auch nicht. Immerhin hast du dich der Herausforderung gestellt und sie ganz gut überstanden.

— Du könntest zu Hause von nun an alle *Telefongespräche* annehmen und Telefonate für die Familie erledigen (z. B. Kinokarten bestellen – frag dann bei der Gelegenheit, wie lange der Film dauert, oder in einem Elektronikladen telefonisch nachfragen, ob ein gewisses Teil vorrätig ist). Es wird nicht lange dauern, bis du geschickter auftrittst und angstfreier telefonierst, denn eigentlich kannst du das ja alles, nur traust du dich nicht.

— Bring den Mut auf und verabrede dich zu einem *Date*. Frage eine attraktive Person, ob sie mit dir ins Kino (Konzert, zu einer Sportveranstaltung oder auf eine Party) gehen möchte. Überlege dir vorher Filme, die du vorschlagen könntest. Ist die angesprochene Person bereit und sagt zu deinen Vorschlägen, „Ist mir egal", dann bestimme selbst, welcher Film es sein soll. Zusammen ins Kino gehen ist relativ leicht; da müsst ihr kaum miteinander reden. Danach könntest du vorschlagen, noch irgendwo etwas zu trinken, um über den Film zu reden. Du hast dir vorher schon überlegt, welche Kneipen/Cafés infrage kämen. Frage dort munter, „Hat dich der Film überzeugt? War er gut gemacht? Was will er wohl aussagen? Welche Beweggründe hatten die Hauptdarsteller? Haben sie ihre Haltung und Motive überzeugend rübergebracht? Welche Gefühle hat der Film in dir ausgelöst (Freude, Heiterkeit, Angst, soziales Mitgefühl, Traurigkeit, Ekel)? Hat dich einiges in dem Film an persönliche Erlebnisse erinnert? "Teile jeweils auch immer deine eigenen Ansichten mit. Ein detaillierter Austausch über das Filmerlebnis wird euch näher bringen.

— Du könntest danach einen *Filmabend bei dir zu Hause* – für euch beide oder mit mehreren Freunden – vorschlagen. Überwinde deine Bedenken und Vorbehalte („Die hat (haben) bestimmt kein Interesse, bei mir aufzukreuzen"). Vielleicht organisierst du einen Beamer mit Leinwand oder einen größeren Fernsehbildschirm. Halte Knabbereien und Getränke bereit. So eine Einladung ist schon ziemlich intim, denn du lässt Besucher in deine Komfortzone hinein. Ihr könnt auch bei jemand anderem einen Film anschauen. Frag dann, ob du etwas mitbringen oder irgendwie behilflich sein kannst. Schlage im Weiteren den Besuch eines Konzerts, eines sportlichen Ereignisses oder einen Bummel vor, jedenfalls etwas, das du selber toll findest, weil du dann mit mehr Begeisterung und Motivation dazu aufforderst.

— *Feire* deinen nächsten *Geburtstag* mit Freunden, auch wenn du schon bei der bloßen Vorstellung Herzrasen und

4

Schweißausbrüche bekommst. Vielleicht veranstaltest du einen Spielabend oder eine Feier mit lustigem Kult-Film oder ein gemeinsames Tapas-Zaubern- oder Pizza-Backen-Happening (du besorgst die Rezepte und Zutaten und fragst vorher, was besonders gerne gegessen wird). Das lustige Herumwurschteln in der Küche könntest du mit Handy oder Tablet filmen lassen. Bestimmt findet sich ein Familienmitglied als Kamerafrau oder -mann.

Überlege nach allen Übungen, was prima lief und wie du dich jetzt fühlst.

> **Selbstbehauptung**: Sich mit fairen Mitteln behaupten und durchsetzen ist eine besonders wichtige soziale Fähigkeit. Gelingt es dir immer besser, deine Wünsche und Bedürfnisse zu äußern, dich abzugrenzen, Nein zu sagen, Kritik zu üben und zu loben, von anderen Kritik und Lob anzunehmen sowie Kontakte anzubahnen, hast du deine Hemmungen weitgehend überwunden. Du nimmst nun erstaunt zur Kenntnis, dass andere dir sehr wohl zuhören und dich ernst nehmen. Das tut deinem Selbstwertgefühl sehr gut.

Wie schon mehrmals betont, keiner ist vollkommen. Viele leben nach einem für unsere Leistungsgesellschaft typischen Motto: *Das Scheitern findet im Privaten statt, Erfolge werden auf der Bühne gefeiert.* Kannst du damit etwas anfangen? Beachte ‚deine Erfolge‘ mehr und sprich gelegentlich mit anderen darüber. Du wirst schon nicht gleich als Angeber durchgehen. Erlebst du Misserfolg, grüble nicht darüber, das macht alles nur noch schlimmer, sondern überlege: Was kann ich beim nächsten Mal anders und besser machen, damit das nicht wieder vorkommt?

4.5.6 Referate und Vorträge halten

Erstaunlich viele haben Angst davor, öffentlich aufzutreten und *mündliche Beiträge, Referate* und *Vorträge* zu halten. Sie fürchten, sie würden bei der Präsentation versagen, sich verhaspeln, stottern und ein blamables Bild abgeben. Folglich drücken sie sich davor, so gut es geht. Oft fehlen ihnen die richtigen Mittel und Methoden, um etwas aufzuarbeiten und verständlich zu präsentieren. Aus Unsicherheit bereiten sie gerne zu viel Stoff vor und geraten in Hektik, weil sie dann nicht alles bis zum Ende vortragen können. Dabei lesen sie vom

Blatt ab, ohne ins Publikum zu schauen. Das wirkt ätzend monoton und einschläfernd.

Jeder kann die Vortragsvorbereitung und den Vortragsstil verbessern. Mit Gedächtniskarten und audiovisuellen Materialien ist es beispielsweise leichter, frei zu sprechen. Beim freien Reden lässt man den Blick mehr über die Hörer schweifen. Durch kurze Blickkontakte zu einzelnen Personen wird bei denen das Interesse am Thema vergrößert. Zudem lockern kurze Anekdoten und humorvolle Wendungen ein Referat sehr schön auf.

Suche Mittel und Wege, Referate zu halten

■ **Präsentationen abfassen und halten:**
Hier sind einige Anregungen für Reden und Referate.

– Das Wichtigste ist, sich der Herausforderung zu stellen und sich gut vorzubereiten. Erwarte von dir aber nicht gleich eine makellose Vorstellung – gehe es einfach an, du musst dich nicht zum perfekten Experten stylen.

– Für einen Vortrag brauchst du ein *klar umrissenes Thema*. Du musst außerdem wissen, wer die Hörer sind, welche Kenntnisse sie bereits haben und was sie von deiner Rede erwarten. Meistens geht es darum, andere über ein bestimmtes Thema umfassend zu informieren und sie häufig auch zu Neuartigem anzuleiten. Reden an Geburtstagen oder Schulabschluss-Feiern haben demgegenüber reinen Unterhaltungswert.

– Überlege dir, welche *Botschaften* du im Rahmen deines Themenbereiches bringen willst. Sie müssen deutlich zu erkennen und verständlich sein.

– Unterteile deine Rede in 1. eine *Einführung* mit kurzem Überblick über deine Präsentation, 2. einen *Hauptteil* mit bedeutsamem Inhalt und wichtigen Details und 3. in *abschließende Bemerkungen* mit kurzer Zusammenfassung und Schlussfolgerung, aus der deutlich hervorgeht, was dir bei deinem Vortrag besonders wichtig war.

– Schreibe die wesentlichen Punkte deines Vortrags auf *Kärtchen*. Damit kannst du leichter *frei sprechen*. Formuliere einfache, kurze Sätze und vermeide schneidige Fremdworte. Wiederhole die entscheidenden Aussagen einige Male.

– Um den Vortrag interessant zu gestalten und die Hörer zu fesseln, könntest du lustige Anekdoten, persönliche Erfahrungen, Witze, Karikaturen, Fotos oder spannende Forschungsergebnisse einbauen. Die meisten Hörer können sich eh nur für kurze Zeit konzentrieren. *Interessante Einlagen* sind für sie eine willkommene Abwechslung, die sie aufrüttelt und ihnen die Rückkehr zum eigentlichen Thema erleichtert.

4

- Bewege dich beim Reden, sofern es geht, laufe hin und her. Gestikuliere nach Herzenslust, um den Vortrag zu beleben. Du wirkst lebendiger und die *Bewegung* lockert dich auf.
- Binde die Zuhörer ein, indem du sie aufforderst, *Fragen* zu stellen. Frage sie auch selbst das eine oder andere. Für Kommentare und Fragen aus dem Publikum musst du ohnehin gewappnet sein. Kannst du eine Frage mal nicht beantworten, steh dazu, gib es offen zu und sage, du machst dich sachkundig.
- Vielleicht bittest du jemanden, dir beim Wechsel der Power Point Pictures oder beim Einlegen eines Anschauungs-Videos zu helfen. Überprüfe vor Beginn deines Vortrags, ob die Technik auch wirklich funktioniert. Ein *Helfer* könnte wichtige Stichpunkte an die Tafel oder auf ein Flip-chart schreiben und etwaige Hand-outs austeilen. Hörer lieben kurz gefasste Hand-outs.
- Ein *Probevortrag* gibt Sicherheit. Falls du besonders unsicher bist, dann übe den ausgearbeiteten Vortrag vor dem Spiegel (das ist nicht ganz leicht), vor Familienmitgliedern oder anderen vertrauten Personen. Sie sollen dir signalisieren, was sie nicht verstanden haben. Du kannst daraufhin den Vortrag nachbessern.
- *Miss* bei dieser ‚Generalprobe' die Zeit, die du für das Vortragen brauchst. Sortiere entsprechend den Stoff, damit du weder zu viel, noch zu wenig Material hast und beim Vortragen wegen der Länge nicht ins Schwitzen kommst.
- Rede *in der echten Situation* möglichst frei (Kärtchen oder Power Point Bilder sind gute Stützen). Sprich langsam und verständlich. Frage, ob sie dich ganz hinten auf den Gewerkschaftsbänken auch verstehen können. Betone lebhaft, damit deine Hörer nicht einschlafen. Mache vor allem zu Beginn kleine Pausen und atme in den Bauch (▶ Abschn. 5.2). Schaue einzelne Hörer immer wieder für einige Sekunden an. Du darfst bei einem Vortrag – in Anbetracht des Adrenalinausstoßes – auch leicht zittern, z. B. wenn du einen Laser-Pointer einsetzt, an der Tafel oder am Flip-Chart schreibst. Nur wenige Vortragende machen das vollkommen gelassen, ruhig und ohne jegliches Zittern.
- Falls du vor dem Vortrag extrem aufgeregt bist, mach kurz davor Sport (Joggen) oder intensiv Entspannungsübungen (▶ Abschn. 4.6), um ruhiger zu werden. Falls du beim Vortrag (oder in einer mündlichen Prüfung) von der Angst überrollt wirst und meinst, du könntest kaum sprechen, gib es offen zu („Ich bin ziemlich aufgeregt"). Das erleichtert dich etwas. Die Hörer haben Verständnis dafür, fast alle kennen das aus eigenem Erleben. *Versuche nicht, die Angst zu verbergen,* denn das kostet viel Anstrengung. Richte

gleich die Aufmerksamkeit auf deine Power-Point-Bilder oder Vortrags-Kärtchen und sprich möglichst engagiert. Bemühe dich, beim Reden allmählich ganz natürlich du selbst und damit authentisch zu sein.

▪ **Checkliste zur Selbsteinschätzung:**
Wahrscheinlich bist du der größte Kritiker deiner Vortragsleistung. Gehe hernach diese Liste durch, sei aber nicht zu streng mit dir. Schreibe eine Zahl von 1–6 vor jede Bewertung.

_ Nervös gewesen	_ Blickkontakt öfters hergestellt
_ Laut und verständlich gesprochen	_ Gelangweilte Gesichter gesehen
_ Genügend Pausen gemacht	_ Viele Fragen kamen
_ Blickkontakt gehalten	_ Viele Äähs und Aahs
_ Zittrige Stimme gehabt	_ Erröten, Schwitzen
_ Flüssig gesprochen	_ Hektik, Herumgezappeln
_ Interesse bei Zuhörern geweckt	_ Unsicher gewirkt
_ Unbeholfen gewirkt	_ Welche Rückkopplungen kamen?

Bitte Freunde, die dabei waren, deinen Vortrag ebenfalls nach diesen Kriterien zu bewerten (*Fremdeinschätzung*). Vergleicht eure Einschätzungen: Bist du wieder sehr viel pessimistischer oder ähneln sich Eure Einschätzungen (Hurra)? Du kannst auch einige Hörer, die du näher kennst, fragen: „Wie fandst du das Referat?", „Was war besonders gelungen?", „Was muss ich verbessern?". Vielleicht bekommst du brauchbares Feedback.

Fazit
Es lohnt sich, Referate gut vorzubereiten. Meistens reicht es, *ein einziges Mal* ein besonders gut vorbereitetes Referat zu halten, um die Last der Angst vor solchen Präsentationen spürbar zu verringern oder sie sich ganz zu nehmen.

Viele sozial ängstliche Personen referieren und bewegen sich sogar erstaunlich gut auf einer Bühne, nachdem sie sich endlich einmal überwunden haben. Erstaunlich viele schließen sich einer Theatergruppe an. Zahlreiche erfolgreiche Schauspieler und Musiker berichten jedenfalls von sozialen Ängsten, die sie jahrelang bekämpfen mussten.

4

4.5.7 Interview für ein Praktikum oder einen Berufsausbildungsplatz

Interviewer verstehen Scheu beim Interviewten gut

Für sozial ängstliche Personen sind Interviews oder mündliche Prüfungen oft der blanke Horror. Sie fühlen sich ausgeliefert und rechnen damit, ein lausiges Bild abzugeben und ‚natürlich‘ zu versagen. Viele haben echtes Muffensausen: „Was wird wohl gefragt?", „Finde ich vernünftige Antworten?" oder „Wenn ich mir eine Blöße gebe?" Es ist gar nicht schlimm, in einem Interview (oder einer mündlichen Prüfung) aufgeregt zu sein. Ein unsicheres Auftreten kommt oft besser an als ein überaus cooles und zu selbstsicheres Verhalten. Scheu und Zurückhaltung zu Beginn eines Interviews wird vom Großteil der Interviewer (Prüfer) als menschlich und nachvollziehbar gesehen.

> Demgegenüber verunsichert das *extrem gehemmte Verhalten* eines Kandidaten oder eine *totale Blockade* auch den Interviewer oder Prüfer. Er fühlt sich unbehaglich und ist skeptisch bei der Bewertung der Interview- oder Prüfungsleistung des Kandidaten, denn er kann seine Fähigkeiten und Eignung nicht erkennen.

Interviews (auch Prüfungssituationen): Sozial ängstliche Personen können sich mithilfe der folgenden Anregungen recht gut darauf vorbereiten.

- Ein Interview ist *keine mündliche Prüfung*, sondern lediglich ein Gespräch zum Kennenlernen. Davon kann allerdings einiges für die weitere Schul- und Berufslaufbahn abhängen. Jeder muss erst noch Erfahrungen dabei sammeln und kann nicht gleich vollendet auftreten. Anders als Prüfungen können Interviews beliebig oft wiederholt werden. Bei jedem Versuch lernst du einiges dazu. Du könntest dich erst einmal für ein Praktikum oder einen Job bewerben, wofür dein Herz nicht sonderlich hoch schlägt, um Erfahrungen zu sammeln.
- Frage nach, wer dich voraussichtlich interviewen wird und was das für eine Person ist. Wie lange dürfte das Interview dauern? *Erkundige dich* bei jemanden, der das schon hinter sich hat. Was hat dieser Interviewer alles angesprochen und gefragt?
- Überlege, was für dich der genaue Zweck des Interviews ist. Was möchtest du in Erfahrung bringen? Schreibe dir Fragen auf, die du stellen könntest, z. B. über die Organisation/das Unternehmen, welche Aufgaben du bekommen

würdest und verantworten müsstest, wer dein Ansprechpartner wäre, wie die Arbeitszeiten und (bei einem Job-
Interview) der Verdienst wäre, usw. Du solltest genau Bescheid wissen, um was für eine Institution es sich handelt.
Recherchiere dazu im Internet und zeige im Interview *Interesse an der Einrichtung*.

— Finde heraus, *welche Fähigkeiten* für die anstehenden Aufgaben gefordert sind. Oft wird in einem Bewerbungs-
Interview der Kandidat gefragt, welche Stärken er für die
in Aussicht gestellten Aufgaben mitbringt und was er alles
beitragen könnte. Bleib auf dem Boden der Wirklichkeit,
ohne zu übertreiben oder zu untertreiben („Ich bemühe
mich um Zuverlässigkeit", „Ich setze Aufgaben gerne
eigenständig um"). Manchmal wird der Bewerber sogar
nach seinen Schwächen gefragt. Da sei vorsichtig. Nenne
keine größeren persönlichen Schwächen („Ich bin sehr gehemmt", „… werde schnell nervös", „… habe Angst").
Sprich vielmehr von Mängeln und Lücken, für die kom-
pensiert werden kann („Ich kenne dieses oder jenes
Software-Programm, aber nicht das in Ihrer Einrichtung.
Da müsste ich mich noch einarbeiten"). Gebe dich dabei
recht zuversichtlich.

— Übe so ein Interview mit einer vertrauten Person im *video-
geleiteten Rollenspiel*, damit du siehst, wie du auftrittst und
wirkst.

— Lass dich zudem von Vertrauenspersonen beraten, *wie* du
dich für das Interview am besten kleidest und *zurecht
machst* – vielleicht nicht ganz ausgefallen flippig.

Wenn es dann soweit ist, dann achte *in* der Interview-
Situation auf Folgendes:

— Sei unbedingt *pünktlich*. In der Arbeitswelt wird großer
Wert auf Pünktlichkeit gelegt.

— Grüße freundlich und lächle, *sprich* den Interviewer möglichst *mit Namen an*, bemühe dich um Blickkontakt und
höre ihm genau zu (► Abschn. 4.5.1).

— Verhalte dich, sobald du etwas aufgetaut bist, ganz *natürlich*.

— Unterbrich den Gesprächspartner *nicht* und sei höflich.

— *Zeige Interesse* an der angebotenen Aufgabe, dem Job oder
Projekt.

— Bemühe dich, *zuversichtlich, willig* und *kompromissbereit*
zu sein. Mach dich selber nicht schlecht, auch nicht die
Einrichtung oder das, was dir mitgeteilt und empfohlen
wird. Berichte lieber nicht von negativen Erfahrungen, es
sei denn, du wirst danach gefragt. Bleibe dann aber eher
verhalten.

4

- *Beantworte alle Fragen* ehrlich und *gewissenhaft* und stelle selber welche, vor allem dann, wenn du etwas nicht verstanden hast.
- *Rede nicht* endlos *über unwichtige Dinge* (manche unsichere Menschen neigen dazu).
- *Frage am Ende, wie es* nun *weitergehen wird*: Wann ist mit einer Entscheidung zu rechnen? Melden die sich bei dir oder sollst du anrufen? Bedanke dich für das Gespräch und verabschiede dich.

Werte danach das Interview aus, bleibe aber bitte sachlich mit deiner Selbstkritik:
- Was hast du besonders gut hinbekommen?
- Was würdest du im nächsten Interview anders machen?

Fazit

Interviews sind für beide Seiten wichtig – einmal für den Interviewten („Wäre die Aufgabe etwas für mich?") und zum anderen für den Interviewer („Ist der Kandidat geeignet?"). Am Ende müssen *beide* sich entscheiden. Interviews sind gute Übungsfelder für mündliche Prüfungen.

4.6 Gesundheitsverhalten zur Stärkung und Entspannung

Gesundheitsverhalten stärkt Leib und Seele

Geregeltes Gesundheitsverhalten macht jeden belastbarer. Dazu gehören gesunder Schlaf, gute Ernährung, regelmäßiger Sport, entspannende Aktivitäten und ein zuversichtlicher Blick in die Zukunft. Menschen mit einem gesunden und gestärkten Körper sind weniger krankheits- und angstanfällig.

Schlaf: Ausreichend Schlaf ist für die psychische Gesundheit besonders wichtig. *Schlafmangel* führt zu Fahrigkeit, Unkonzentriertheit und Gereiztheit. Studien belegen, dass diese psychischen Auffälligkeiten schon nach 48 Stunden Schlafentzug auftreten. Verlagere deshalb dein Chatten und Spielen nicht in die Nachtstunden, denn wenn du morgens früh aufstehen musst, bist du unausgeschlafen, empfindlicher als sonst und wahrscheinlich übellaunig. In kritischen Situationen wird dann leichter Angst aufkommen.

Es ist wissenschaftlich belegt, dass sich Schlaf am Wochenende nicht einfach nachholen lässt. Folglich gehört zur guten Selbstfürsorge, Smartphone, Computer und Fernseher in den Nachtstunden auszuschalten, um genügend Schlaf zu bekommen.

Ernährung: (Achte darauf, dass du direkt vor dem Schlafengehen nicht zu viel isst. Du schläfst dann besser.) Ernähre dich insgesamt gesünder – weniger Chips, Fast Food, Fleisch und Süßspeisen, mehr vitamin- und ballaststoffreiche Nahrungsmittel wie Obst, Gemüse, Salat. Süßigkeiten in Maßen sind O.K. Naschst du sehr viel Süßes, führt das häufiger zu Überzuckerung. Auf die folgt starke Unterzuckerung, begleitet von Missempfindungen wie Benommenheit, Schwindel und Unruhe. Das kann panische Angst auslösen. Einseitig viel (Süßes) futtern, ohne sich nennenswert zu bewegen, macht zudem dick und ist ein Risikofaktor für Diabetes (Zucker).

Essen beruhigt. *Kaubewegungen* (allen Ernstes) setzen z. B. im Gehirn etwas mehr Serotonin frei. Das steigert das Wohlbefinden. Setze aber bloß nicht Essen als Entspannungsmethode ein, weil dies in einer Überflussgesellschaft mit all den Leckereien zu Übergewicht führt. Nimm lieber Kaugummi.

Halte dich fit mit gesunder Ernährung

> Schone deinen Körper vor übertriebenem Konsum von Luxusdrogen wie Alkohol, Nikotin und Drogen. Sie haben zwar eine enthemmende und stimmungsaufhellende Wirkung, führen aber nachweislich zu Gesundheitsschäden. Dunkle Schokolade hebt die Stimmung ein wenig und wirkt antidepressiv. Nimm nicht zu viele Koffein- und Teein-haltige Getränke, obwohl sie so schön stimulieren. Denn diese Stoffe setzen in geringen Mengen Stresshormone frei, die nervöser und angstanfälliger machen.

Sportliche Bewegung: Regelmäßiger Sport stärkt nicht nur das Herzkreislauf- und Immunsystem und den körperlichen Energiehaushalt, sondern auch die Konzentrationsfähigkeit, das Wohlbefinden und die gesamte Lebensqualität. Sportmediziner empfehlen dreimal die Woche 30 bis 45 Minuten (oder länger) Sport für körperliche *und* psychische Fitness und Gesundheit, egal, welche Sportart – Heimtrainer, Fitness-Studio, Radfahren, Mannschaftssport, Stretching, Boxen, Joggen oder einfach nur mit dem Hund stramm spazieren gehen. Genauso gut ist regelmäßiges Saunen. Hauptsache, Herz und Kreislauf kommen regelmäßig schön in Wallung.

> Sport stärkt Leib und Seele (genauer, die psycho-neuro-endokrino-immunologischen Wechselwirkungen). Bald wirst du richtig Lust auf sportliche Bewegung haben, weil das Gehirn bei regelmäßigem Sport Endorphine (Glückshormone) freisetzt. Nach einiger Zeit fühlst du dich stärker und ent-

4

wickelst auch mehr Selbstachtung. Am Ende schützt dich das Immunsystem besser vor Infektionskrankheiten. Sei also keine Couch Potatoe, gib dir einen Ruck, wisch die üblichen Bedenken weg („Ich will nicht auffallen", „Ich fühle mich dann so beobachtet und unwohl", „Ich weiß nicht, was ich anziehen soll") und bewege dich.

Nach intensiver sportlicher Betätigung wirst du 2 bis 4 Stunden wunderbar *entspannt* sein. Aus diesem Grund wird prüfungsängstlichen Personen gern empfohlen, direkt vor einer gefürchteten Klausur oder einem Referat intensiv Sport zu treiben. Das Hirn arbeitet dann besser einige Stunden lang, sie sind aufmerksamer und es kommt höchst wahrscheinlich nicht zum Black-out.

Muskelentspannungsübungen, Bauchatmung und Ruheort aufsuchen: Entspannungsmethoden wie diese fahren körperliche Erregung herunter und beruhigen das Angsterleben. *Ängstliche Erregung und Entspannung* sind *unvereinbar* miteinander.

> Die *Progressive* (fortschreitende) *Muskelentspannung* ist ein Entspannungsverfahren, das du dir selber beibringen kannst. Dabei werden gezielt größere Muskelpartien angespannt und wieder entspannt. Das lockert die Muskulatur, verringert das körperlich-physiologische Empfinden und führt zu innerer Ruhe. Manche setzen die Muskelentspannungsübungen beim Aufkommen von ängstlicher Erregung ein und kontrollieren ihre Angst damit (Anleitung in ▶ Abschn. 5.3).

Die *Bauchatmung* ist eine leicht erlernbare Entspannungsmethode. Bei Angst atmen ängstliche Personen schneller, flacher – nur in die Brust, sodass der Hauptmuskel des Atemsystems, das Zwerchfell, kaum mitschwingt. Das Zwerchfell liegt weiter unten und trennt die Brusthöhle von der Bauchhöhle. Bei flacher Atmung (*Hyperventilation*) wird zu viel Kohlendioxyd ausgeatmet, sodass im Blut ein Sauerstoffüberschuss entsteht, der von unangenehmen körperlichen Missempfindungen wie Schwindel, Druck auf Kopf oder Brust, Übelkeit, Hitzegefühl oder Herzrasen begleitet wird. Bei längerem Hyperventilieren kann es zu Muskelverkrampfungen an Händen und Füßen („Pfötchen-Stellung") oder an den Lippen („Karpfen-Maul") kommen. Nach längerer flacher Atmung kann die Person ohnmächtig werden. Diese kurze Bewusstlosigkeit ist eine reflexartige Schutzreaktion des Körpers, um das Gehirn besser zu durchbluten.

Hyperventilieren verstärkt die Angstbereitschaft und löst leichter Angst aus. Manche Ärzte empfehlen, in eine Tüte zu atmen, um das ausgeatmete Kohlendioxyd wieder aufzunehmen. Viel praktischer ist die Bauchatmung, denn du hast ja deinen Bauch, nicht aber eine Tüte, immer dabei. Nutze die beruhigende Wirkung der Bauchatmung, sobald du dich angespannt und unwohl fühlst (Anleitung in Abschn. 6.3).

Ruhiger, sicherer Ort: Vielleicht kannst du dir auf der Vorstellungsebene einen Schutzraum schaffen, in dem du dich besonders wohl und geborgen fühlst, und in den du dich, sobald du Ruhe brauchst, zurückziehen kannst. Male dir so einen oder gleich zwei Orte anschaulich aus und versuche, sie dir vorzustellen. Nimm jeden mit allen Sinnen wahr. Was siehst du? Welche Geräusche hörst du? Was riechst du? Suche nach einem Ort, an dem du dich besonders glücklich fühlst und Frieden finden kannst, z. B. an einem gurgelnden Bach in den Bergen, auf einer Wiese unter blühenden Obstbäumen, in der warmen Sonne am Strand oder vor einem offenen Kamin mit knisterndem Feuer. Vielleicht kannst du dich in deiner Fantasie gut dort hineinversetzen und dich etwas ausruhen.

Suche einen Erholungsort auf der Fantasieebene

Nahe und weitere Zukunftsplanung: Schau nach vorne. Plane für die *nächsten Tage* und Wochen neben den verpflichtenden Aktivitäten auch schöne Erlebnismöglichkeiten ein, Dinge, die du genießen kannst. Schau, wie sich deine Interessen und Werte im täglichen Leben umsetzen lassen. Was unternimmst du gerne mit anderen? Verplane deine Tage, Wochen und Ferienzeiten. Gestalte sie abwechslungsreich. Plane darüber hinaus für die *fernere* Zukunft schulische, berufliche Wege und Freizeitmöglichkeiten. Setze deine Vorhaben in naher und ferner Zukunft aber auch um. Lass dich bloß nicht von pessimistischen Angstgedanken davon abbringen. Geplante Aktivitäten lassen Vorfreude aufkommen. Bei der Umsetzung wirst du *genießen* und neue Erfahrungen machen. Das stärkt die Lebenszufriedenheit.

Eine vernünftige Zukunftsplanung stimmt einen zuversichtlich. Du wirst dann hoffnungsvoller und auch eher einen Sinn im Leben sehen, selbst wenn du noch gar nicht weißt, wie sich alles entwickeln wird und ob viele deiner Pläne auch wirklich in Erfüllung gehen.

Frage dich bei der Planung, „Was gehört für mich zu einem guten Leben?", „Wofür kann ich mich begeistern, was fesselt mich?", „Welche Neigungen und Begabungen habe ich?",

Berufliche Möglichkeiten ausloten

4

„Was ist mir besonders wichtig im Leben?" Keine Sorge, du musst nicht gleich die Welt retten wollen. Überlege, was beruflich für dich in Frage käme. Es gibt ja tausende Berufe. Eine Berufsentscheidung treffen ist deshalb alles andere als leicht. Besprich denkbare berufliche Möglichkeiten mit Angehörigen und Freunden. Vielleicht gelingt es dir ja später, einen geheimen Zukunftstraum umzusetzen.

> **Fazit**
> Es lohnt sich, mehr Zeit für das Gesundheitsverhalten aufzubringen, denn damit wird die Angstbereitschaft *indirekt* vermindert – vorausgesetzt, es wird regelmäßig und anhaltend, am besten lebenslänglich umgesetzt. Zum gesundheitsfördernden Verhalten gehören vor allem körperliche Aktivitäten und Entspannung. Achte auf genügend Schlaf, gesunde Ernährung und regelmäßigen Sport. Unternimm schöne, entspannende Dinge mit Angehörigen und Freunden. Bei einem geregelten Gesundheitsverhalten fühlst du dich viel wohler in deinem Körper und bist deutlich ausgeglichener und belastbarer.

4.7 Medikamente

Psychopharmaka nur vom Facharzt für Psychiatrie

Die meisten Menschen, die eine Angststörung haben, lehnen Medikamente ab. Manchmal geht es aber nicht ohne, vor allem dann nicht, wenn die (soziale) Angst besonders ausgeprägt ist und die Person sich schon lange hundeelend und beeinträchtigt fühlt. Oder wenn sie sich absolut nicht traut, in die Konfrontation mit der Angst zu gehen oder wenn sie extrem erschöpft und womöglich schon depressiv geworden ist. Die leicht dämpfende Wirkung eines Antidepressivums, das beileibe aber kein Allheilmittel ist, könnte ihr die Konfrontationsübungen erleichtern. Hat sie nach einigen Monaten Fortschritte beim Aufsuchen und Ertragen von Angstsituationen gemacht, kann sie das Medikament wieder ausschleichen. Das sollte in Absprache mit einem (Kinder- und Jugend-)Psychiater geschehen, der sich am besten bei Psychopharmaka auskennt und das Medikament sachkundig verschreiben kann.

Medikamenteneinnahme ist Vermeidungsverhalten

Die meisten ängstlichen Personen lehnen Medikamente zunächst ab. Umgekehrt klammern sich einige wenige länger als notwendig an die medikamentöse Stütze (psychologische Abhängigkeit), weil sie damit das Angsterleben vermeiden wollen. Das Vermeiden hält die Angststörung aufrecht. Das Medikament dämpft lediglich, verändert jedoch nichts.

Mittel der Wahl bei ausgeprägter (sozialer) Angst sind *Antidepressiva* wie SSRI (Selektive Serotonin-Wiederaufnahme-Hemmer, z. B. Seroxat oder Fluctin) und SSNRI (Selektive Serotonin-Noradrenalin-Wiederaufnahme-Hemmer wie Edronax mit dem Wirkstoff Venlaflaxin). Sie setzen alle vermehrt Serotonin frei (Neurotransmitter im Gehirn), wodurch die Person innerlich etwas ruhiger und gelassener wird. Ihre Stimmung verbessert sich zudem. Die meist vorübergehenden Nebenwirkungen zu Beginn der Einnahme (mehr Nervosität über 4–6 Wochen) sind erträglicher als die der älteren tri-zyklischen Antidepressiva. Es gibt weder Abhängigkeitsprobleme noch Langzeitschäden, höchstens leichte vereinzelt Gewichtszunahme.

> Jeder sollte sich vor Beruhigungsmitteln (Tranquilizer) hüten. Benzodiazepine lindern Angst zwar besonders wirksam. Aber sie haben ein *hohes Suchtpotenzial*. Deshalb dürfen sie höchstens vereinzelt, nur punktuell eingenommen werden – nicht aber regelmäßig, weil sonst eine Abhängigkeit entsteht. Zudem kommt es zu einer Toleranzbildung, woraufhin immer höhere Dosen benötigt werden.

Betablocker dämpfen eigentlich nur die körperlichen Symptome der Angst. Häufige Nebenwirkung sind depressive Verstimmungen. Schauspieler setzen sie oft gegen Lampenfieber ein.

Besser wäre es, *Placebos*, das sind Scheinmedikamente, zu verwenden. Im deutschen Gesundheitssystem ist das aber kaum üblich. (Das hat etwas mit der menschenverachtenden Geschichte der medizinischen Versorgung im Dritten Reich zu tun). Mittlerweile gilt es als erwiesen, dass auch Scheinmedikamente ohne Wirkstoff eine spürbare Wirkung entfalten, z. B. bei Schmerzen und Übelkeit. Sie beeinflussen die Hirnaktivität und hinterlassen physiologische Spuren im Blut. Angstpatienten klagen oft über „Bauchschmerzen". Placebos führen zu messbaren Änderungen der Magenaktivität und lindern tatsächlich Übelkeit.

Fazit

Antidepressiva wie SSRI/SSNRI sollten nur in Härtefällen und auch nur zeitlich befristet, vielleicht für einige Monate eingenommen werden. Nach 2–4-wöchiger regelmäßiger Einnahme dämpfen sie die innere Erregbarkeit, bewirken aber keine Wunder, denn weder ängstliches Verhalten noch Grundüberzeugungen und Katastrophenvorstellungen werden biochemisch verändert. Die milde Wirkung erleichtert es allerdings extrem ängstlichen Personen, in die Konfrontation zu gehen.

In Frage kommen Antidepressiva

4

4.8 Bilanz, Ausblick und Vorgehen bei Rückkehr der Angst

Vermutlich hast du ein ängstlich-scheues Temperament. Das bedeutet, dass du unter starkem Stress rückfällig werden könntest (oder auch nicht). Es ist denkbar, dass dich dann ein ganz neues Angstthema, Angst vor etwas anderem, belastet. Nach einer Bilanzierung des bislang Erreichten wird das Wesentliche der Selbsthilfe bei Angst hier nochmals zusammengefasst. Inzwischen weißt du, wie sich die ‚Stressreaktion‘ Angst (egal wovor) bewältigen lässt. Die einzelnen Schritte sollten dir unter die Haut gehen und ein Leben lang beherzigt werden. Damit beugst du einem Rückfall in die Angst vor.

Hol Feedback von Nahestehenden über Veränderungen

Die Angstbewältigung ist sicherlich nicht schnurgerade verlaufen. Du wirst dich vielleicht erinnern, manchmal gab es erstaunliche Riesenfortschritte und gelegentlich auch enttäuschende Rückschritte. Streckenweise bist du nur in Trippelschrittchen vorangekommen. Sozial ängstliche Personen mit starker pessimistischer Ausrichtung sehen leider viel zu wenig, welche Fortschritte sie insgesamt gemacht haben. Gehörst du auch zu dieser pessimistischen Brigade? Dann frage deine Angehörigen und Freunde, welche Veränderungen sie an dir wahrnehmen. Du wirst ihr klares Feedback nicht fassen und staunen.

Theoretisch könnten deine Fortschritte mit neuropsychologischen, bildgebenden Verfahren sichtbar gemacht werden. Das gehört aber noch nicht zu den Routineuntersuchungen in der klinischen Arbeit. Bilanziere deshalb selbst.

Sind die Ziele der Selbsthilfe erreicht worden?

Ziehe Bilanz: Schau dir die Ziele an, die du dir zu Beginn der Selbsthilfe gesteckt hast. Welche davon hast du erreicht und was hat sich mittlerweile in deinem Leben alles verändert? Sieh dir zudem (vielleicht mit Freunden oder Familienmitgliedern?) die Angsthierarchien in deinem Angsttagebuch an. Was vermeidest du noch und was hat sich inzwischen zum Besseren gewandelt? Schrillen manchmal noch die Alarmglocken oder hast du inzwischen die Kontrolle über die Angst und den Alltag gewonnen? Bist du dickhäutiger geworden? Erscheint dir dein Leben jetzt einigermaßen normal?

Bilanziere mit folgenden Fragen:
- Was vermeidest du noch? Vermeiden lässt sich vollständig abbauen.
- Bist du nun freier in deinem Bewegungsspielraum?

- Und auch mehr mit Freunden unterwegs?
- Wo siehst du die größten Fortschritte?
- Welche Angstbewältigungs-Strategien waren besonders wirkungsvoll? Konfrontation? Veränderung des Denkens über Angst? Sport?
- In welchen Situationen hast du immer noch Angst?
- Was löst vor allem Angst aus – bestimmte Angstreize, Angstgedanken, körperliche Empfindungen?
- Kannst du die Angst aushalten, ohne zu flüchten und ohne dich abzusichern?
- Kommst du ohne Antidepressiva, Amphetamine, Cannabis und Alkohol aus?
- Leuchtet dir ein, dass es sehr wichtig ist, mit den Angstbewältigungsmethoden jahrelang weiter zu machen, bis keine Erwartungsangst mehr aufkommt und du gar nicht mehr an Angst denken musst?
- Stell dich darauf ein, das Gesundheitsverhalten zur Gewohnheit zu machen – bis ins hohe Alter, um körperlich und psychisch gesund zu bleiben.

Deine Angst wird zum jetzigen Zeitpunkt vermutlich deutlich gebessert, wenn auch noch nicht ganz verschwunden sein. Das berichten die meisten sozial ängstlichen Personen, wenn sie sich entscheiden, mit der (Selbst-)Therapie erst einmal aufzuhören. Die Angst wird sich aber in den folgenden ein bis zwei Jahren noch weiter legen. Absehbar ist ein Happy End, bei dem du noch selbständiger und aktiver geworden bist und das Leben noch schöner und bunter gestalten kannst.

Ausblick: Eine leichte Angstbereitschaft vor allem Neuen wird wahrscheinlich bleiben. Sie gehört zu dir. Nimm das in Kauf. Weil du dieses Angstnetzwerk im Gehirn hast (▶ Kap. 3), musst du aber wie gesagt damit rechnen, dass unter enormer Belastung die Angst als Stressreaktion wiederkehren könnte. Das muss aber nicht sein. Niemand kann dies vorhersagen.

Falls du noch immer vor einer oder mehreren Angstsituationen ausweichst oder dich noch schwer damit tust, sie aufzusuchen, dann überlege mal allen Ernstes, ob du nicht schon die ganze Zeit davor ausgewichen bist, ohne dir das so richtig eingestanden zu haben. Oder du hast dich bei ängstlicher Erregung in bestimmten unangenehmen Situationen weiter non-stopp belauert (negative Selbstbeobachtung). Auch das hält die Angst aufrecht. Vielleicht hast du aber einfach nur zu wenig Konfrontation gemacht.

Es wäre auch denkbar, lach nicht, dass du insgeheim deine Angst nicht ganz aufgeben willst, weil sie dir doch manchen

Nach einem weiteren Jahr macht das Leben noch mehr Spaß

Unbewusstes Aufrechterhalten der Angst

Krankheitsgewinn

4

Vorteil bringt – mehr Aufmerksamkeit, Anteilnahme und Unterstützung von anderen.

> **Was tun bei einem Rückfall?** Es wäre unrealistisch und „naiv", davon auszugehen, dass die Angst ‚never ever' wiederkehrt. Rückschläge kommen vor. Du bekommst die Angst dann aber meistens wieder schnell in den Griff, weil du sie schon einmal unter Kontrolle gebracht hattest und die Vorgehensweisen nur rekapitulieren musst.

Werde gleich aktiv und lass nicht zu, dass die Angst dich erneut schikaniert und deprimiert. Nutze deine Stärken – du bist sensibel, zuverlässig und strebsam – für den Kampf gegen die Angst und setze wieder konzentriert die Vorgehensweisen um, die bei dir wirksam waren:

Zusammenfassung

— Lies nochmals die Abschnitte 2 und 3 in diesem Buch zum Erscheinungsbild und zur Entstehung der sozialen Angst durch. Frische das Gelernte wieder auf und finde heraus, warum und wodurch es zum Rückfall in die Angst kam.

— Beobachte erneut genau und notiere alle unangenehmen Situationen im Angsttagebuch, in denen du ängstlich erregt warst.

— Nimm dir vor, alles an Vermeidungs- und Sicherheitsverhalten vollständig abzubauen.

— Werde hellhörig, sobald wieder Erwartungsangst auftritt. Kehre dann umgehend auf den Boden der Tatsachen zurück, indem du die Angstkognitionen einer Realitätsüberprüfung unterziehst. Setze vernünftige Gegengedanken ein und bereite dich auf bevorstehende Angstsituationen vor.

— Mache regelmäßig Konfrontationsübungen, um die Angst erneut zu hemmen. Biete ihr die Stirn und vertraue darauf, dass sich die Angstgedanken nicht bewahrheiten.

— Falls es dich hart erwischt hat, könnte dir eine vertraute Person unter die Arme greifen. Sie begleitet dich solange und hilft dir, dramatische Angstgedanken zu widerlegen, bis du es wieder im Alleingang schaffst.

— Achte durchgängig auf ein gutes Gesundheitsverhalten – Sport, ausreichend Schlaf, gesunde Ernährung und entspannende Aktivitäten. Kann es sein, dass du das alles vernachlässigt hast? Tsk, tsk, solltest du lieber nicht. Gönn dir Schönes … Musikhören, Schaumbäder, Einkremen, Filme sehen usw. Genieße regelmäßig im Alltag. Damit regenerierst du und hältst dich fit.

Fazit

Die Rückkehr der Angst hat auch etwas Gutes, so verdreht das wieder klingen mag. Sie gibt dir nämlich die Chance, vormals gelernte Angstbewältigungsmethoden aufzufrischen, intensiver einzuüben und weiter zu festigen, damit sie zur Gewohnheit werden. Wer weiß, vielleicht brauchst du sie ja irgendwann nochmals.

Anhang

Inhaltsverzeichnis

5.1 Angsttagebuch

Zeit Datum	Was hat Angst ausgelöst? Angstsituation, Ereignis	Angststärke Auf einer Skala von 1 – 10 (leicht – heftig)	Angstgedanken und negative Bewertungen Was könnte Schlimmes passieren?	Körperliche Miss-empfindungen	Was folgt an Vermeidungs- und Sicherheits- verhalten?

5.2 Veränderung von überzogenen Angstgedanken

Angstsituation	Angstgedanke	Realistischer Gegengedanke

5.3 Bauchatmung und Progressive Muskelentspannung

Bauchatmung: Für einige Atemzüge können wir unsere Atmung, die reflexartig abläuft, beeinflussen. Verlangsamen wir das Atmen, kommen wir zu innerer Ruhe und Entspannung. Mit der Bauchatmung kann außerdem dem Hyperventilieren (flaches Atmen) entgegengewirkt werden.

Lege zur Steuerung der Bauchatemübung – im Sitzen, Liegen, Stehen oder Gehen, ganz egal – eine Hand auf den Bauch, die andere auf die Brust. Atme, so gut du kannst, locker und leicht in den Bauch. Nicht übertrieben. Übe das solange, bis sich der Bauch spürbar wölbt und die Hand auf deinem Bauch sich nur noch bewegt, die auf der Brust dafür sehr viel weniger oder gar nicht mehr. Dann hast du's raus. Sportler, Sänger, Bläser und Flötenspieler trainieren das viel.

Sobald du gezielt in den Bauch atmen kannst, verlängere das Ausatmen allmählich. Das hat nämlich eine entspannende Wirkung. Entweder du zählst dabei: 1,2,3 beim Einatmen, beim Ausatmen immer länger, 1,2,3,4,5,6,7 …. Oder du atmest ein, dann wieder aus und wartest die kleine Atempause ab, bis der Reflex zum Einatmen von ganz alleine kommt.

Fortschreitende Muskelentspannung: Scanne deinen Körper auf der Suche nach verspannten Muskelpartien. Spanne eine dieser Muskelgruppen absichtlich noch mehr an, z. B. die Oberschenkelmuskeln. Halte die Anspannung etwa 5 Sekunden lang (oder etwas länger, wenn du willst). Lockere nun diese Muskeln und achte auf den entspannten Zustand, ebenfalls etwa 5 Sekunden lang. Spanne dieselben Muskeln ein zweites Mal an (5 Sekunden) und lockere sie wieder (5 Sekunden).

Übe das nun. Nimm dir täglich Zeit dafür. Spanne kräftig an und entspanne folgende Muskelgruppen jeweils zweimal hintereinander:

- *Hände*: Mache erst eine Hand kraftvoll zur Faust und lockere sie, dann die andere Hand und schließlich beide zusammen.
- *Bauchmuskeln*: Ziehe den Bauch fest ein, halte die Spannung. Drücke ihn jetzt ganz weit heraus, bis er rund und hart wird. Lockere die Bauchmuskeln wieder, achte auf die Entspannung.
- *Kopfmuskeln*: Drücke die Augen ganz fest zu und ziehe gleichzeitig die Stirnmuskulatur weit nach oben, lockere alles wieder. Presse die Kiefer aufeinander und ziehe die Augenbrauen zusammen, sodass Zornesfalten entstehen. Entspanne die Muskeln wieder.
- *Halsmuskeln*: Drücke den Kopf zur rechten Schulter, sodass die linke Halsmuskulatur gedehnt wird, dann lockere

sie. Jetzt dasselbe umgekehrt, den Kopf zur linken Schulter dehnen und hernach erneut entspannen.

- Brustmuskeln: Drücke beide Arme fest nach hinten, versuche, die Ellbogen miteinander (fast) zu berühren, lockere sie wieder.
- Bein- und Beckenmuskeln: Drücke die Zehen fest in Richtung Nase, spanne Oberschenkel- und Po-Muskeln dabei an. Entspanne alles wieder.

Außer den hier aufgeführten Muskelgruppen kannst du noch x-beliebige Muskeln in beliebiger Reihenfolge anspannen und lockern. Du kannst auch mehrere Muskelgruppen gleichzeitig besonders kraftvoll anspannen. Eine beliebte *Kurzzeit-Entspannungsübung* ist, alle Muskelgruppen, die du gewöhnlich an- und entspannst, eine Minute lang angespannt zu halten und sie danach entspannen. So etwas geht schnell auf der Toilette oder dort, wo niemand zuschaut.

Um das Üben nicht zu vergessen oder endlos aufzuschieben, übe die fortschreitende Muskelentspannung am besten zu bestimmten, *festen Zeiten*, beispielsweise wenn du zu Bett gehst. Du schläfst dann auch besser ein, weil die Muskelübungen entspannen und müde machen. Je regelmäßiger du sie machst, desto kürzer wird die Zeit, die du brauchst, um in einen entspannten Zustand zu kommen. Einige können sich bald mit einem Satz oder mit nur einem einzigen Wort lockern und entspannen.

Serviceteil

Weiterführende Literatur – 118

Weiterführende Literatur

Antony MM, Swinson R (2018) The shyness and social anxiety workbook. Step-by-step techniques for overcoming your fear, 3. Aufl. New Harbinger Self Help Workbook, Oakland

Bashore JR, O'Banion AC (2014) Overcoming social anxiety step by step. Thomas A. Richards. Selbstverlag, Scotts Valley

Clark DA, Beck AT (2012) The anxiety and worry workbook. Guilford, New York

Cooper HC (2014) Thriving with social anxiety: daily strategies for overcoming anxiety and building confidence. Althea, Berkely

Damour L (2019) Under pressure. Confronting the epidemic of stress and anxiety in girls. Ballantine, New York. Analytikerin Euro 18.00

Gazipura A (2013) The solution to social anxiety: break free from the shyness that holds you back. Selbstverlag, Portland

Goodman E (2018) Social courage. Coping and thriving with the reality of social anxiety. Exisle, Chatswood

Hendriksen E (2019) How to be yourself: quiet your inner critic and rise above social anxiety. St. Martin's Press, New York

Hofmann SG, Otto MW (2018) Cognitive behavioral therapy for social anxiety disorder. Evidence-based and disorder-specific treatment techniques, 2. Aufl. Routledge, New York. Euro 32.95

Hoyer J, Härtling S (2017) Soziale Angst verstehen und verändern. Springer, Berlin/Heidelberg

King P (2019) Fearless social confidence: strategies to live without fear, speak without insecurity, beat social anxiety, and stop caring what others think. Selbstverlag, San Francisco. Euro 12.01

Lewis M (2017) Overcome social anxiety and shyness: a step-by-step self help action plan to overcome social anxiety, defeat shyness, and create confidence. Selbstverlag, Newcastle

MacLeod C (2016) The social skills guidebook: manage shyness, improve your conversations, and make friends, without giving up who you are. Selbstverlag, Ontario

McEvoy PM, Saulsman SM, Rapee RM (2018) Imagery-enhanced CBT for social anxiety disorder. Ave Maria Press, Notre Dame

Petitfils R (2019) Helping teens with stress, anxiety, and depression: a field guide for Catholic parents, pastors, and youth leaders. Ave Maria Press, Notre Dame

Rockman D (2016) Social confidence mastery. How to eliminate social anxiety, insecurities, shyness, and the fear of rejection. Selbstverlag, Scottsdale

Schmidt-Traub S (2020) Angst bewältigen. Selbsthilfe bei Panik und Agoraphobie, 7. Aufl. Springer, Berlin/Heidelberg

Shanley D (2018) The social anxiety workbook for work, public, and social life. Althea, Emeryville

Stein MB, Walker JR (2016) Triumph over shyness: conquering social anxiety disorder, 2. Aufl. Anxiety and Depression Association of America, Silver Springs

Turrell SL, McCurry C, Bell M (2019) The mindfulness and acceptance workbook for teen anxiety: activities to help you overcome fears and worries using acceptance and commitment therapy. Instant Help Books, Oakland

Anlaufstellen

Folgende Adressen können im Internet aufgerufen werden:

Bundesverband der Selbsthilfe Soziale Phobie e. V.

Selfapy-Online-Therapie – selfapy.de (Kostenübernahme durch die Krankenkasse)

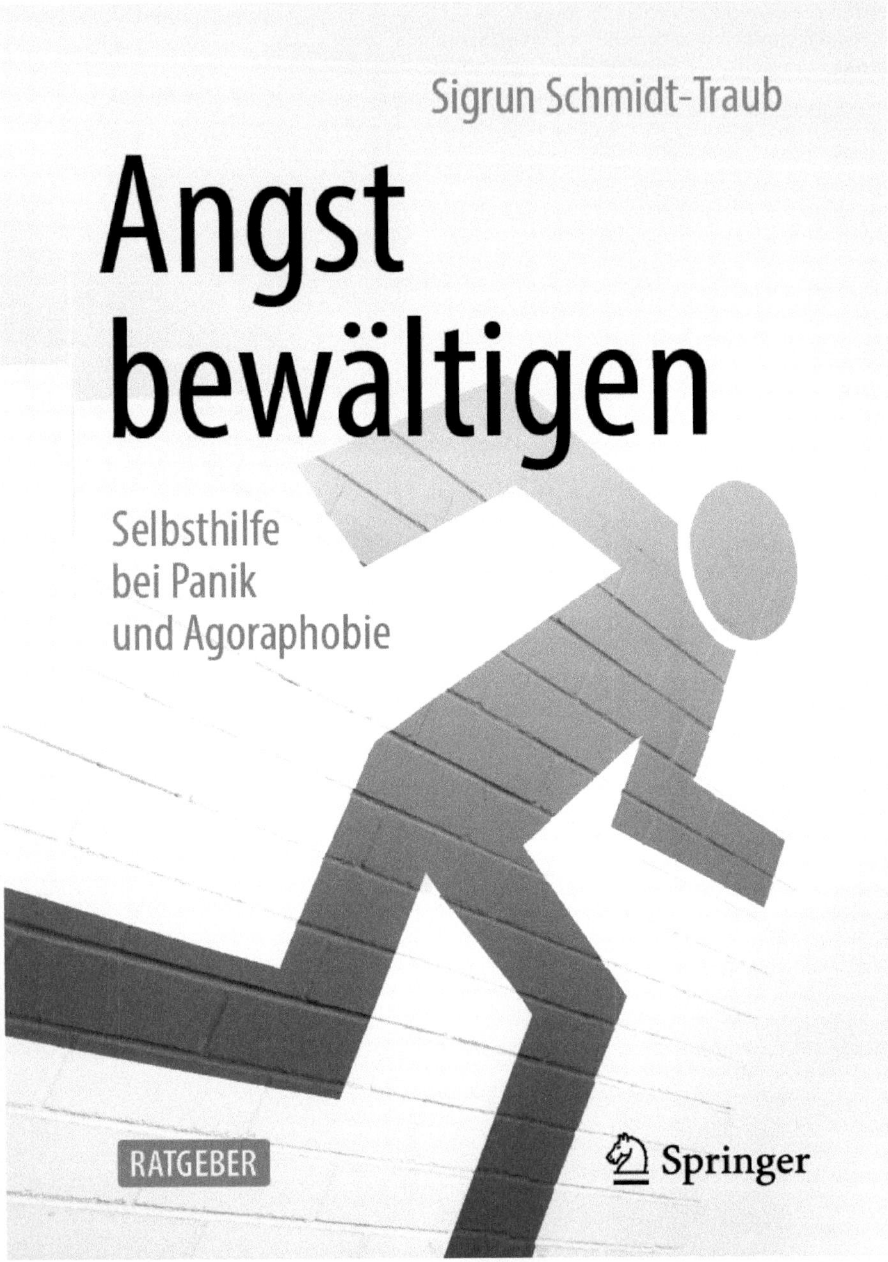

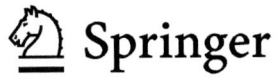